Počasno kuhanje 2023

Priprava jedi z vrhunskimi okusi in teksturo brez stresa

Anica Zajc

Kazalo

5

Hrustljave gobe

Čas priprave: 10 minut

Porcije 4

Hranilne vrednosti na porcijo: 91 kalorij; 6,4 g maščobe; 5,5 g skupnih ogljikovih hidratov; 5,2 g beljakovin; 2,8 g sladkorja

Sestavine

- 2 žlici masla, stopljeno
- 20 unč gob, očiščenih s čopičem
- 2 stroka česna, nasekljana
- 1 čajna žlička posušene bazilike
- 1 čajna žlička posušenega rožmarina
- 1 čajna žlička posušenega žajblja
- 1 lovorjev list
- Morska sol, po okusu
- 1/2 čajne žličke sveže mletega črnega popra
- 1/2 skodelice vode
- 1/2 skodelice juhe, po možnosti domače
- 1 žlica sojine omake
- 1 žlica svežih peteršiljevih listov, grobo sesekljanih

Navodila

1. Pritisnite gumb "Sauté", da segrejete svoj instant lonec. Ko se segreje, stopite maslo in prepražite gobe in česen, da zadišijo.

2. Dodajte začimbe, vodo in juho. V instant lonec dodajte česen, origano, gobe, timijan, baziliko, lovorjev list, zelenjavno juho ter sol in poper.

3. Zavarujte pokrov. Izberite način »Ročno« in Visoki tlak; kuhamo 5 minut. Ko je kuhanje končano, uporabite hitro sprostitev pritiska; previdno odstranite pokrov.

4. Gobe razporedite po servirnem krožniku in postrezite s koktajl palčkami. Dober tek!

Zavita kozica

Čas priprave: 5 minut

Čas kuhanja: 6 minut

Obroki: 4

Sestavine:

1 funt kozic, olupljenih in razrezanih

1 skodelica paradižnikove omake

Kapljica oljčnega olja

8 unč rezin slanine

1 čajna žlička čilija v prahu

Ščepec soli in črnega popra

navodila:

1. V skledi zmešajte kozico z oljem, soljo, poprom in čilijem v prahu ter premešajte.

2. Instant lonec nastavite na način Dušenje, dodajte kozico in kuhajte 2 minuti.

3. Kozico prestavimo v skledo, ohladimo in vsako zavijemo v rezino slanine.

4. Paradižnikovo omako dajte v instant lonec, vanj razporedite kozice, pokrijte in kuhajte na visoki temperaturi 4 minute.

5. Hitro popustite pritisk 5 minut, kozico razporedite po krožniku in postrezite.

Hranilne vrednosti na porcijo: Kalorije 162, maščobe 3, vlaknine 4, ogljikovi hidrati 7, beljakovine 6

Namaz iz leče

Čas priprave: 10 minut

Čas kuhanja: 20 minut

Obroki: 6

Sestavine:

- 20 unč paradižnikov, zdrobljenih
- 3 stroki česna, sesekljani
- 1 in ½ skodelice rdeče leče, oprane
- Ščepec soli in črnega popra
- 1 žlica drobnjaka, sesekljanega
- 1 žlica limoninega soka
- 1 in ½ skodelice zelenjavne osnove z nizko vsebnostjo natrija

navodila:

1. V svojem instant loncu zmešajte paradižnik z lečo, soljo, poprom in osnovo, pokrijte in kuhajte na visoki temperaturi 20 minut.
2. Pritisk naravno sprostite za 10 minut, mešanico leče prenesite v kuhinjski robot, dodajte preostale sestavine razen drobnjaka, dobro premešajte, razdelite v majhne sklede, na vrh potresite drobnjak in postrezite.

Hranilne vrednosti na porcijo: Kalorije 167, maščobe 4, vlaknine 3, ogljikovi hidrati 8, beljakovine 6

Paprika Brusnični Dip

Čas priprave: 6 minut

Čas kuhanja: 15 minut

Obroki: 4

Sestavine:

- 2 in ½ čajne žličke naribane limonine lupinice
- 1 čajna žlička čilija v prahu
- 1 čajna žlička sladke paprike
- 12 unč brusnic

- ¼ skodelice pomarančnega soka

navodila:

1. V instant loncu zmešajte vse sestavine, pokrijte in kuhajte na visoki temperaturi 15 minut.
2. Hitro sprostite pritisk 6 minut, mešanico zmešajte s potopnim mešalnikom, razdelite v sklede in postrezite kot pomak.

Hranilne vrednosti na porcijo: Kalorije 141, maščobe 2, vlaknine 4, ogljikovi hidrati 5, beljakovine 4

Citrus čebulni namaz

Čas priprave: 5 minut

Čas kuhanja: 7 minut.

Obroki: 4

Sestavine:

- 1 skodelica kremnega sira, mehkega
- Ščepec soli in črnega popra
- 1 žlica oljčnega olja
- 6 mladih čebulic, sesekljanih
- Sok 1 pomaranče
- 1 skodelica vode

navodila:

1. V skledi zmešajte kremni sir z mlado čebulo in ostalimi sestavinami razen vode, dobro premešajte in prenesite v pekač.
2. V instant lonec dodajte vodo, vanjo dodajte podstavek, v lonec položite ramekin, pokrijte in kuhajte na nizki temperaturi 7 minut.
3. Hitro popustite pritisk za 5 minut in namaz takoj postrezite.

Hranilne vrednosti na porcijo: Kalorije 120, maščobe 2, vlaknine 3, ogljikovi hidrati 5, beljakovine 4

Dip iz bučk in bučk

Čas priprave: 5 minut

Čas kuhanja: 15 minut

Obroki: 4

Sestavine:

- 1 rumena čebula, sesekljana
- 1 žlica oljčnega olja
- 1 in ½ funtov bučk, sesekljanih
- 1 maslena buča, olupljena in grobo narezana
- ½ skodelice zelenjavne osnove
- 1 žlica limoninega soka
- 1 žlica sesekljane bazilike
- 2 stroka česna, nasekljana

- 1 žlica mete, sesekljane

1. Instant lonec nastavite na način Dušenje, dodajte olje, segrejte, dodajte čebulo in česen, premešajte in kuhajte 4 minute.

2. Dodajte bučke in ostale sestavine razen bazilike in mete, pokrijte in kuhajte na visoki temperaturi 10 minut.

3. Hitro sprostite pritisk 5 minut, mešanico zmešajte s potopnim mešalnikom, razdelite v sklede in postrezite z meto in baziliko, posuto po vrhu.

Hranilne vrednosti na porcijo: Kalorije 170, maščobe 5, vlaknine 3, ogljikovi hidrati 4, beljakovine 6

Česnova cvetačna pomaka

Čas priprave: 10 minut

Čas kuhanja: 15 minut

Obroki: 4

Sestavine:

- 1 rumena čebula, sesekljana
- 1 žlica oljčnega olja
- Ščepec soli in črnega popra
- 1 žlica sesekljanega rožmarina
- 3 stroki česna, sesekljani
- ½ skodelice piščančje juhe
- 1 funt cvetov cvetače
- ½ skodelice kokosove smetane

- 1 žlica sesekljanega peteršilja

navodila:

1. Instant lonec nastavite na način Dušenje, dodajte olje, segrejte, dodajte čebulo, premešajte in kuhajte 5 minut.

2. Dodajte preostale sestavine razen smetane in peteršilja, pokrijte in kuhajte na visoki temperaturi 10 minut.

3. 10 minut naravno sprostite pritisk, dodajte smetano, mešanico zmešajte s potopnim mešalnikom, razdelite v sklede, na vrh potresite peteršilj in postrezite kot pomako za zabavo.

Hranilne vrednosti na porcijo: Kalorije 170, maščobe 3, vlaknine 2, ogljikovi hidrati 6, beljakovine 7

Brokolijev namaz

Čas priprave: 10 minut

Čas kuhanja: 12 minut

Obroki: 4

Sestavine:

- 2 žlici avokadovega olja
- 8 strokov česna, mletega
- ½ skodelice zelenjavne osnove
- 6 skodelic brokolijevih cvetov
- Ščepec soli in črnega popra

- 3 žlice kremnega sira, mehkega

navodila:

1. Instant lonec nastavite na način Dušenje, dodajte olje, segrejte, dodajte česen in pražite 2 minuti.
2. Dodajte preostale sestavine razen kremnega sira, pokrijte in kuhajte na nizki temperaturi 10 minut.
3. Za 10 minut naravno sprostite pritisk, mešanico brokolija prenesite v mešalnik, dodajte kremni sir, dobro premešajte, razdelite v sklede in postrezite kot namaz za zabavo.

Hranilne vrednosti na porcijo: Kalorije 178, maščobe 3, vlaknine 3, ogljikovi hidrati 5, beljakovine 8

Kuminov sirni namaz

Čas priprave: 5 minut

Čas kuhanja: 8 minut

Obroki: 4

Sestavine:

- 1 čajna žlička olivnega olja
- 1 rdeča čebula, sesekljana
- 2 mladi čebuli, sesekljani
- 1 skodelica kremnega sira, mehkega
- 2 žlički kumine, mlete
- ¼ čajne žličke rdeče paprike
- Ščepec soli in črnega popra

- 1 skodelica vode

navodila:

1. V skledi zmešajte kremni sir z mlado čebulo in ostalimi sestavinami razen vode, dobro premešajte in vse skupaj dajte v pekač.

2. Dodajte vodo v vaš instant lonec, dodajte podstavek in vstavite ramekin.

3. Pokrijte, kuhajte na Low 8 minut, hitro sprostite pritisk 5 minut in namaz takoj postrezite.

Hranilne vrednosti na porcijo: Kalorije 170, maščobe 2, vlaknine 3, ogljikovi hidrati 6, beljakovine 8

Namaz iz pora in paprike

Čas priprave: 10 minut

Čas kuhanja: 15 minut

Obroki: 6

Sestavine:

- ¼ skodelice zelenjavne juhe
- 1 funt rdeče paprike, sesekljane
- 4 por, narezan
- Ščepec soli in črnega popra
- 1 žlica oljčnega olja
- 1 žlica limoninega soka
- 2 žlici kremnega sira
- 2 stroka česna, nasekljana

- 1 žlica cilantra, sesekljanega

navodila:

1. V instant loncu zmešajte papriko s porom in ostalimi sestavinami razen kremnega sira in cilantra, pokrijte in kuhajte na visoki temperaturi 15 minut.

2. Pritisk naravno sprostite za 10 minut, zmes prenesite v mešalnik, dodajte kremni sir in dobro premešajte.

3. Razdelite v sklede in postrezite kot namaz s koriandrom.

Hranilne vrednosti na porcijo: Kalorije 180, maščobe 4, vlaknine 3, ogljikovi hidrati 7, beljakovine 9

Solata s piščancem, špinačo in avokadom

Čas priprave: 10 minut

Čas kuhanja: 15 minut

Obroki: 4

Sestavine:

- 1 avokado, izkoščičen, olupljen in narezan na kocke
- 2 žlici grškega jogurta
- 2 žlici majoneze
- 2 mladi čebuli, sesekljani
- 1 in ½ skodelice mlade špinače
- 1 skodelica piščančje juhe
- Ščepec soli in črnega popra

- 1 funt piščančjih prsi brez kože, kosti in na kocke

navodila:

1. V instant loncu zmešajte piščanca s soljo, poprom in osnovo, pokrijte in kuhajte na visoki temperaturi 15 minut.
2. Pritisk naravno sprostimo za 10 minut, piščanca odcedimo, prestavimo v skledo, dodamo preostale sestavine, premešamo, razdelimo v posodice in ponudimo kot predjed.

Hranilne vrednosti na porcijo: Kalorije 224, maščobe 12, vlaknine 4, ogljikovi hidrati 7, beljakovine 12

Ječmenove sklede s pestom

Čas priprave: 5 minut

Čas kuhanja: 20 minut

Obroki: 4

Sestavine:

- 1 skodelica oluščenega ječmena, opranega
- 2 skodelici zelenjavne juhe
- ¾ skodelice bazilikinega pesta
- 1 žlica drobnjaka, sesekljanega
- 1 rdeča čebula, sesekljana
- 1 sesekljano steblo zelene

- Ščepec soli in črnega popra

navodila:

1. V instant loncu zmešajte ječmen z jušno osnovo, soljo in poprom, premešajte, pokrijte in kuhajte na visoki temperaturi 20 minut.
2. Hitro popustite pritisk 5 minut, premešajte ječmen, prenesite v skledo, dodajte ostale sestavine in dobro premešajte.
3. Razdelimo v skodelice in ponudimo kot predjed.

Hranilne vrednosti na porcijo: kalorije 172, maščobe 4, vlaknine 4, ogljikovi hidrati 7, beljakovine 9

Salsa z balzamičnimi olivami

Čas priprave: 5 minut

Čas kuhanja: 5 minut

Obroki: 4

Sestavine:

- 1 žlica balzamičnega kisa
- 1 žlica oljčnega olja
- 1 skodelica češnjevih paradižnikov, prepolovljena
- 2 zeleni čebuli, sesekljani
- 2 skodelici oliv kalamata, izkoščičenih in narezanih
- 1 pest narezanih listov bazilike
- 1 pest peteršiljevih listov, sesekljanih

navodila:

1. Instant lonec nastavite na način Dušenje, dodajte olje, ga segrejte, dodajte paradižnik in ostale sestavine, premešajte, pokrijte in kuhajte na visoki temperaturi 5 minut.
2. Hitro popustite pritisk 5 minut, salso razdelite v sklede in hladno postrezite kot predjed.

Hranilne vrednosti na porcijo: Kalorije 152, maščobe 2, vlaknine 3, ogljikovi hidrati 6, beljakovine 7

Sirna pomaka s papriko

Čas priprave: 10 minut

Porcije 8

Hranilne vrednosti na porcijo: 237 kalorij; 20,6 g maščobe; 3,1 g skupnih ogljikovih hidratov; 10,2 g beljakovin; 1,8 g sladkorja

Sestavine

- 1 žlica masla
- 2 rdeči papriki, narezani na rezine
- 1 čajna žlička rdeče alepske paprike
- 1 skodelica kremnega sira, sobne temperature
- 2 skodelici sira Colby, naribanega
- 1 čajna žlička sumaka
- 2 stroka česna, nasekljana
- 1 skodelica piščančje juhe
- Sol in mleti črni poper, po okusu

Navodila

1. Pritisnite gumb "Sauté", da segrejete svoj instant lonec. Ko je vroče, stopite maslo. Pražite papriko, dokler ni ravno mehka.
2. Dodajte preostale sestavine; nežno premešajte, da se združi.
3. Zavarujte pokrov. Izberite način »Ročno« in Visoki tlak; kuhamo 3 minute. Ko je kuhanje končano, uporabite hitro sprostitev pritiska; previdno odstranite pokrov.

4. Postrezite s svojimi najljubšimi keto dipperji. Dober tek!

Sočne piščančje bobne

Čas priprave: 15 minut

Porcije 8

Hranilne vrednosti na porcijo: 237 kalorij; 20,6 g maščobe; 3,1 g skupnih ogljikovih hidratov; 10,2 g beljakovin; 1,8 g sladkorja

Sestavine

- 2 funta piščančjih bobnov
- 1 palčka masla
- 1 žlica kokosovih aminokislin
- Morska sol in mleti črni poper po okusu
- 1/2 čajne žličke posušenega plevela kopra
- 1/2 čajne žličke posušene bazilike
- 1 čajna žlička pekoče omake
- 1 žlica ribje omake
- 1/2 skodelice paradižnikove omake
- 1/2 skodelice vode

Navodila

1. Dodajte vse sestavine v svoj instant lonec.
2. Zavarujte pokrov. Izberite način "Putnina" in visok pritisk; kuhamo 10 minut. Ko je kuhanje končano,

uporabite naravno sprostitev tlaka; previdno odstranite pokrov.

3. Postrezite pri sobni temperaturi in uživajte!

Kremasti grižljaji cvetače

Čas priprave: 25 minut

Porcije 8

Hranilne vrednosti na porcijo: 157 kalorij; 12,1 g maščobe; 3,6 g skupnih ogljikovih hidratov; 8,9 g beljakovin; 1,2 g sladkorja

Sestavine

- 1 glavica cvetače, narezana na cvetove
- 2 žlici masla
- Groba morska sol in beli poper po okusu
- 1/2 čajne žličke kajenskega popra
- 1 strok česna, mlet
- 1/2 skodelice parmezana, naribanega
- 1 skodelica sira Asiago, naribanega
- 2 žlici svežega sesekljanega drobnjaka, mletega
- 2 jajci, pretepeni

1. V instant lonec dodajte 1 skodelico vode in košaro za kuhanje na pari. Zdaj dodajte cvetačo v košaro kuhalnika na pari.

2. Zavarujte pokrov. Izberite način »Ročno« in Visoki tlak; kuhamo 3 minute. Ko je kuhanje končano, uporabite hitro sprostitev pritiska; previdno odstranite pokrov.

3. Cvetačo prestavimo v kuhinjski robot. Dodajte preostale sestavine; postopek, dokler ni vse dobro vključeno.

4. Zmes oblikujemo v kroglice. Pečemo v predhodno ogreti pečici na 400 stopinj F 18 minut. Dober tek!

Okusno mlado korenje

Čas priprave: 10 minut

Porcije 8

Hranilne vrednosti na porcijo: 94 kalorij; 6,1 g maščobe; 5,9 g skupnih ogljikovih hidratov; 1,4 g beljakovin; 3,1 g sladkorja

Sestavine

- 28 unč mladega korenja
- 1 skodelica piščančje juhe
- 1/2 skodelice vode
- 1/2 palčke masla
- 2 žlici balzamičnega kisa
- Groba morska sol, po okusu
- 1/2 čajne žličke rdeče paprike, zdrobljene
- 1/2 čajne žličke posušenega plevela kopra

Navodila

1. Preprosto dodajte vse zgoraj navedene sestavine v vaš Instant Lon.

2. Zavarujte pokrov. Izberite način »Ročno« in Visoki tlak; kuhamo 3 minute. Ko je kuhanje končano, uporabite hitro sprostitev pritiska; previdno odstranite pokrov.

3. Prestavimo v lepo servirno skledo in postrežemo. Uživajte!

Cheesy Keto Dip

Čas priprave: 10 minut

Porcije 10

Hranilne vrednosti na porcijo: 280 kalorij; 20,4 g maščobe; 3,7 g skupnih ogljikovih hidratov; 20,6 g beljakovin; 2,5 g sladkorja

Sestavine

- 10 unč kremnega sira
- 10 unč sira Pepper-Jack
- 1 funt paradižnikov, pire
- 10 unč sesekljane pancete
- 1 skodelica zelenih oliv, izkoščičenih in razpolovljenih
- 1/2 čajne žličke česna v prahu
- 1 čajna žlička posušenega origana
- 1 skodelica piščančje juhe
- 4 unče sira mozzarella, narezanega na tanke rezine

1. Zmešajte kremni sir, sir Pepper-Jack, paradižnik, panceto, olive, česen, prah in origano v svojem instant loncu.

2. Zavarujte pokrov. Izberite način »Ročno« in Visoki tlak; kuhamo 4 minute. Ko je kuhanje končano, uporabite hitro sprostitev pritiska; previdno odstranite pokrov.

3. Vrh s sirom Mozzarella; pokrijte in pustite stati na preostali vročini. Postrezite toplo ali pri sobni temperaturi. Dober tek!

Preprost brstični ohrovt

Čas priprave: 10 minut

Porcije 4

Hranilne vrednosti na porcijo: 68 kalorij; 3,3 g maščobe; 5,8 g skupnih ogljikovih hidratov; 3,5 g beljakovin; 1,9 g sladkorja

Sestavine

- 1 žlica masla
- 1/2 skodelice šalotke, sesekljane
- 3/4 funta celega brstičnega ohrovta
- Morska sol, po okusu
- 1/4 čajne žličke mletega črnega popra
- 1/2 skodelice vode
- 1/2 skodelice piščančje juhe

Navodila

1. Pritisnite gumb "Sauté", da segrejete svoj instant lonec. Ko je vroče, stopite maslo in dušite šalotko, da postane mehka in prosojna.
2. Dodajte preostale sestavine v instant lonec.
3. Zavarujte pokrov. Izberite način »Ročno« in Visoki tlak; kuhamo 4 minute. Ko je kuhanje končano, uporabite hitro sprostitev pritiska; previdno odstranite pokrov.
4. Brstični ohrovt preložimo na servirni krožnik. Postrezite s koktajl palčkami in uživajte!

Hitra špinačna pomaka

Čas priprave: 5 minut

Porcije 10

Hranilne vrednosti na porcijo: 43 kalorij; 1,7 g maščobe; 3,5 g skupnih ogljikovih hidratov; 4,1 g beljakovin; 1,3 g sladkorja

Sestavine

- 1 funt špinače
- 4 unče skute, pri sobni temperaturi
- 4 unče sira Cheddar, naribanega
- 1 čajna žlička česna v prahu
- 1/2 čajne žličke šalotke v prahu
- 1/2 čajne žličke semen zelene
- 1/2 čajne žličke semen koromača
- 1/2 čajne žličke kajenskega popra
- Sol in črni poper, po okusu

Navodila

1. Dodajte vse zgoraj navedene sestavine v vaš Instant Lonec.
2. Postrezite toplo ali pri sobni temperaturi. Dober tek!
3. Zavarujte pokrov. Izberite način »Ročno« in Visoki tlak; kuhamo 1 minuto. Ko je kuhanje končano, uporabite hitro sprostitev pritiska; previdno odstranite pokrov.

Šparglji z majonezo

Čas priprave: 5 minut

Porcije 6

Hranilne vrednosti na porcijo: 116 kalorij; 8,5 g maščobe; 6,9 g skupnih ogljikovih hidratov; 4,5 g beljakovin; 2,4 g sladkorja

Sestavine

- 1 ½ funta špargljev, obrezanih
- 1/2 skodelice kisle smetane
- 1/2 skodelice majoneze
- 2 žlici svežega čemaža
- 2 žlici sesekljane čebulice
- 1 čajna žlička česna, mletega
- Sol, po okusu

Navodila

- V Instant Lonec dodajte 1 skodelico vode in košaro za kuhanje na pari.
- Zavarujte pokrov. Izberite način »Ročno« in Visoki tlak; kuhamo 1 minuto. Ko je kuhanje končano, uporabite hitro sprostitev pritiska; previdno odstranite pokrov.
- Nato temeljito premešajte preostale sestavine, da naredite svojo omako za namakanje. Šparglje postrezite z omako za namakanje ob strani. Dober tek!

Keto Greens Dip

Čas priprave: 10 minut

Porcije 10

Hranilne vrednosti na porcijo: 153 kalorij; 10,6 g maščobe; 5 g skupnih ogljikovih hidratov; 8,7 g beljakovin; 3,1 g sladkorja

Sestavine

- 2 žlici masla, stopljeno
- 20 unč gorčičnega zelenja
- 2 papriki, sesekljani
- 1 bela čebula, sesekljana
- 1 čajna žlička česna, mletega
- Morska sol in mleti črni poper po okusu
- 1 skodelica piščančje juhe
- 8 unč sira Neufchâtel, zdrobljenega
- 1/2 čajne žličke posušenega timijana
- 1/2 čajne žličke posušenega kopra
- 1/2 čajne žličke kurkume v prahu
- 3/4 skodelice sira Romano, po možnosti sveže naribanega

1. Dodajte maslo, gorčično zeleno, papriko, čebulo in česen v instant lonec.

2. Zavarujte pokrov. Izberite način »Ročno« in Visoki tlak; kuhamo 3 minute. Ko je kuhanje končano, uporabite hitro sprostitev pritiska; previdno odstranite pokrov.

3. Nato dodajte preostale sestavine in pritisnite gumb "Duhajte". Pustimo vreti, dokler se sir ne stopi; nato nežno premešajte to mešanico, dokler ni vse dobro vključeno.

4. Postrezite s svojimi najljubšimi jedmi z malo ogljikovimi hidrati.

Koktajl klobase v azijskem stilu

Čas priprave: 10 minut

Porcije 8

Hranilne vrednosti na porcijo: 330 kalorij; 24,8 g maščobe; 2,7 g skupnih ogljikovih hidratov; 22,7 g beljakovin; 1,2 g sladkorja

Sestavine

- 1 čajna žlička sezamovega olja
- 20 mini koktajl klobas
- 1/2 skodelice paradižnikove mezge
- 1/2 skodelice piščančje juhe
- 1 žlica temne sojine omake
- 1/3 čajne žličke mletega črnega popra
- 1/2 čajne žličke paprike
- Himalajska sol, po okusu
- 1/2 čajne žličke gorčičnih semen
- 1/2 čajne žličke semen koromača
- 1/4 čajne žličke sveže ingverjeve korenine, olupljene in naribane
- 1 čajna žlička česnove paste

Navodila

1. Preprosto vrzite vse sestavine v vaš Instant Lon.

2. Zavarujte pokrov. Izberite način »Ročno« in Visoki tlak; kuhamo 4 minute. Ko je kuhanje končano, uporabite hitro sprostitev pritiska; previdno odstranite pokrov.

3. Postrezite s koktajl palčkami in uživajte!

Polnjene gobe s sirom

Čas priprave: 10 minut

Porcije 5

Hranilne vrednosti na porcijo: 151 kalorij; 9,2 g maščobe; 6 g skupaj ogljikovih hidratov; 11,9 g beljakovin; 3,6 g sladkorja

Sestavine

- 1 žlica masla, zmehčanega
- 1 šalotka, sesekljana
- 2 stroka česna, nasekljana
- 1 ½ skodelice skute, pri sobni temperaturi
- 1/2 skodelice sira Romano, naribanega
- 1 rdeča paprika, sesekljana
- 1 zelena paprika, sesekljana
- 1 jalapeno paprika, mleta
- 1/2 čajne žličke posušene bazilike
- 1/2 čajne žličke posušenega origana
- 1/2 čajne žličke posušenega rožmarina
- 10 srednje velikih gob brez pecljev

1. Pritisnite gumb "Sauté", da segrejete svoj instant lonec. Ko je vroče, stopite maslo in dušite šalotko, da postane mehka in prosojna.

2. Vmešajte česen in kuhajte dodatnih 30 sekund ali dokler ne zadiši. Zdaj dodajte preostale sestavine, razen gobjih klobukov, in premešajte, da se dobro povežejo.

3. Nato s to mešanico napolnimo gobje klobuke.

4. V Instant Lonec dodajte 1 skodelico vode in košaro za kuhanje na pari. Nadevane gobe razporedimo v košaro za soparnik.

5. Zavarujte pokrov. Izberite način »Ročno« in Visoki tlak; kuhamo 5 minut. Ko je kuhanje končano, uporabite hitro sprostitev pritiska; previdno odstranite pokrov.

6. Nadevane gobe razporedimo po servirnem krožniku in postrežemo. Uživajte!

Družinske mesne kroglice

Čas priprave: 15 minut

Porcije 6

Hranilne vrednosti na porcijo: 384 kalorij; 22,2 g maščobe; 6,1 g skupnih ogljikovih hidratov; 38,4 g beljakovin; 3,6 g sladkorja

Sestavine

- 1/2 funta mlete svinjine
- 1 funt mlete govedine
- 1/2 skodelice sira Romano, naribanega
- 1/2 skodelice svinjske kože, zdrobljene
- 1 jajce, pretepeno
- Groba morska sol in mleti črni poper po okusu
- 1 čajna žlička granuliranega česna
- 1/2 čajne žličke kajenskega popra
- 1/2 čajne žličke posušene bazilike
- 1/4 skodelice mleka, mlačnega
- 1 ½ skodelice BBQ omake

1. V posodi za mešanje temeljito zmešajte mleto meso, sir, svinjske kože, jajca, sol, črni poper, česen, kajenski poper, baziliko in mleko.

2. Nato zmes razvaljamo v 20 mesnih kroglic.

3. V svoj instant lonec nalijte BBQ omako. Zdaj dodajte mesne kroglice in zaprite pokrov.

4. Izberite način »Ročno« in Visoki tlak; kuhamo 8 minut. Ko je kuhanje končano, uporabite hitro sprostitev pritiska; previdno odstranite pokrov. Dober tek!

Sveže keto mesne kroglice

Čas priprave: 15 minut

Porcije 6

Hranilne vrednosti na porcijo: 280 kalorij; 20,4 g maščobe; 3,7 g skupnih ogljikovih hidratov; 20,6 g beljakovin; 2,5 g sladkorja

Sestavine

- 1/2 funta mlete svinjine
- 1/2 funta mletega purana
- 2 jajci
- 1/3 skodelice mandljeve moke
- Morska sol in mleti črni poper po okusu
- 2 stroka česna, nasekljana
- 1 skodelica sira Romano, naribanega
- 1 čajna žlička posušene bazilike
- 1/2 čajne žličke posušenega timijana
- 1/4 skodelice mlete sveže mete, plus več za okras
- 1/2 skodelice juhe iz govejih kosti
- 1/2 skodelice paradižnikov, pasiranih
- 2 žlici kapesant

1. V posodi za mešanje temeljito zmešajte vse sestavine, razen juhe, paradižnika in kapesant.

2. Mešanico oblikujte v 2-palčne mesne kroglice in rezervirajte.

3. V Instant Lonec dodajte govejo kostno juho, paradižnik in mlado čebulo. V to omako položite mesne kroglice.

4. Zavarujte pokrov. Izberite način »Ročno« in Visoki tlak; kuhamo 8 minut. Ko je kuhanje končano, uporabite hitro sprostitev pritiska; previdno odstranite pokrov. Dober tek!

5. Parmigiano piščančja krila

Čas priprave: 20 minut

Porcije 12

Hranilne vrednosti na porcijo: 443 kalorij; 30,8 g maščobe; 6,2 g skupnih ogljikovih hidratov; 33,2 g beljakovin; 3,5 g sladkorja

Sestavine

- 4 funte piščančjih kril, narezanih na kose
- 1/2 skodelice masla, stopljenega
- 1 žlica mešanice italijanskih začimb
- 1/2 čajne žličke čebule v prahu
- 1/2 čajne žličke česna v prahu
- 1 čajna žlička paprike
- 1/2 čajne žličke grobe morske soli
- 1/2 čajne žličke mletega črnega popra
- 1 skodelica sira Parmigiano-Reggiano, naribanega
- 2 jajci, rahlo stepeni

Navodila

1. Dodajte piščančje peruti, maslo, italijansko mešanico začimb, čebulo v prahu, česen v prahu, papriko, sol in črni poper v vaš instant lonec.

2. Zavarujte pokrov. Izberite način "Putnina" in visok pritisk. Piščančje peruti kuhajte 10 minut. Ko je kuhanje končano, uporabite naravno sprostitev tlaka; previdno odstranite pokrov.

3. Zmešajte sir Parmigiano-Reggiano z jajci. To mešanico z žlico prelijte po perutnicah.

4. Zavarujte pokrov. Izberite način »Ročno« in Visoki tlak; kuhamo še 4 minute. Ko je kuhanje končano, uporabite hitro sprostitev pritiska; previdno odstranite pokrov. Dober tek!

Slastni cvetačni krompirčki

Čas priprave: 25 minut

Porcije 6

Hranilne vrednosti na porcijo: 132 kalorij; 8,7 g maščobe; 4,5 g skupnih ogljikovih hidratov; 9,2 g beljakovin; 1,3 g sladkorja

Sestavine

- 1 glavica cvetače, narezana na cvetove
- 2 jajci, pretepeni
- 1 šalotka, olupljena in narezana
- 1/2 skodelice švicarskega sira, naribanega
- 1/2 skodelice parmezana, naribanega
- 2 žlici svežega koriandra, sesekljanega
- Morska sol in mleti črni poper po okusu

1. Začnite tako, da v Instant Lonec dodate 1 skodelico vode in košaro za kuhanje na pari.

2. Cvetače razporedite v košaro za kuhanje na pari.

3. Zavarujte pokrov. Izberite način »Ročno« in Visoki tlak; kuhamo 3 minute. Ko je kuhanje končano, uporabite hitro sprostitev pritiska; previdno odstranite pokrov.

4. Cvetačo pretlačimo in dodamo preostale sestavine. Zmes z naoljenimi rokami oblikujemo v tater-tot.

5. Cvetačne malčke položite na rahlo pomaščen pekač. Pečemo v predhodno ogreti pečici pri 390 stopinjah F približno 20 minut; na polovici časa kuhanja jih obrnite.

6. Postrezite pri sobni temperaturi. Dober tek!

Keto brokolijeve kroglice

Čas priprave: 25 minut

Porcije 8

Hranilne vrednosti na porcijo: 137 kalorij; 9,5 g maščobe; 4,8 g skupnih ogljikovih hidratov; 8,9 g beljakovin; 1,5 g sladkorja

Sestavine

- 1 glava brokolija, narezana na cvetove
- 1/2 skodelice sira Añejo, naribanega
- 1 ½ skodelice sira Cotia, zdrobljenega
- 3 unče sira Ricotta, narezanega na majhne koščke
- 1 čajna žlička kosmičev čilija

Navodila

1. V instant lonec dodajte 1 skodelico vode in košaro za kuhanje na pari.
2. Cvetove brokolija položite v košaro za kuhanje na pari.
3. Zavarujte pokrov. Izberite način »Ročno« in nizek tlak; kuhamo 5 minut. Ko je kuhanje končano, uporabite hitro sprostitev pritiska; previdno odstranite pokrov.
4. Dodajte cvetove brokolija skupaj s preostalimi sestavinami v kuhinjski robot. Obdelujte, dokler ni vse dobro vključeno.
5. Zmes oblikujte v kroglice in jih položite na pekač, obložen s pergamentom. Pečemo v predhodno ogreti pečici na 390 stopinj F 15 minut. Dober tek!

Taco Dip s sirom

Čas priprave: 10 minut

Porcije 12

Hranilne vrednosti na porcijo: 275 kalorij; 23,7 g maščobe; 2,6 g skupnih ogljikovih hidratov; 12,4 g beljakovin; 1,2 g sladkorja

Sestavine

- 2 žlički sezamovega olja
- 1/2 skodelice rumene čebule, sesekljane
- 1 funt mletega purana
- 1 čajna žlička pražene česnove paste
- 1 čajna žlička ancho čilija v prahu
- 1/2 čajne žličke posušene bazilike
- 1/2 čajne žličke posušenega mehiškega origana
- 1/4 čajne žličke sveže mletega črnega popra ali več po okusu
- Morska sol, po okusu
- 10 unč sira Ricotta, pri sobni temperaturi
- 1 skodelica mehiškega sira, naribanega
- 1 skodelica juhe, po možnosti domače
- 2 zrela paradižnika, sesekljana
- 1/3 skodelice zelene salse

1. Pritisnite gumb "Sauté", da segrejete svoj instant lonec. Ko je vroče, sezamovo olje segrejte; zdaj prepražimo čebulo, dokler ne postekleni.

2. Vmešajte mlet puran in nadaljujte s praženjem, dokler ni več rožnat. Dodajte preostale sestavine in mešajte, dokler se vse dobro ne poveže.

3. Zavarujte pokrov. Izberite način »Ročno« in Visoki tlak; kuhamo 6 minut. Ko je kuhanje končano, uporabite naravno sprostitev tlaka; previdno odstranite pokrov. Dober tek!

Mesne kroglice s sirom

Čas priprave: 15 minut

Porcije 8

Hranilne vrednosti na porcijo: 277 kalorij; 17,4 g maščobe; 3,1 g skupnih ogljikovih hidratov; 25,8 g beljakovin; 0,9 g sladkorja

Sestavine

- 1 funt mlete govedine
- 1/2 skodelice svinjskega chicharrona, zdrobljenega
- 1/2 skodelice parmezana, naribanega
- 2 jajci, pretepeni
- 2 žlici sveže narezane kapesate
- 2 žlici svežega cilantra, sesekljanega
- 1 čajna žlička česna, mletega
- Morska sol po vaši želji
- 1/2 čajne žličke mletega črnega popra
- 1/2 čajne žličke kajenskega popra
- 1 skodelica sira Colby, narezanega na kocke
- 2 žlički olivnega olja
- 1/2 skodelice piščančje juhe
- 1/2 skodelice BBQ omake

1. V posodi za mešanje temeljito zmešajte mleto govedino, svinjski chicharron, parmezan, jajca, mlado čebulo, koriander, česen, sol, črni poper in kajenski poper; mešajte, dokler ni vse dobro vključeno.

2. Zdaj zmes oblikujte v kroglice. Na sredino vsake mesne kroglice pritisnite eno kocko sira in jo zaprite.

3. Pritisnite tipko "Sauté" in segrejte olivno olje. Mesne kroglice pražimo nekaj minut ali dokler ne porjavijo z vseh strani. Prilijemo piščančjo juho in BBQ omako.

4. Zavarujte pokrov. Izberite nastavitev »Ročno« in kuhajte 8 minut pod visokim pritiskom. Ko je kuhanje končano, uporabite hitro sprostitev pritiska; previdno odstranite pokrov.

5. Postrezite svoje mesne kroglice z omako. Dober tek!

Španske debele bombe

Čas priprave: 10 minut

Porcije 8

Hranilne vrednosti na porcijo: 307 kalorij; 26,8 g maščobe; 5,1 g skupnih ogljikovih hidratov; 10,9 g beljakovin; 2,9 g sladkorja

Sestavine

- 1 žlica stopljenega loja
- 1 rumena čebula, sesekljana
- 1 funt klobase Chorizo
- 1 strok česna, mlet
- 1 rdeča paprika, sesekljana
- 1 skodelica piščančje juhe
- 1/2 čajne žličke gorčice
- 1 češpljev paradižnik, pasiran
- 10 unč sira Halloumi, zdrobljenega
- 1/3 skodelice majoneze

1. Pritisnite gumb "Duši" in stopite loj. Ko se segreje, kuhajte čebulo, dokler ni mehka in prosojna.

2. Dodajte Chorizo in česen v svoj instant lonec; kuhamo, dokler klobasa ni več rožnata; klobaso zdrobimo z vilicami.

3. Zdaj vmešajte papriko, juho, gorčico in paradižnik.

4. Zavarujte pokrov. Izberite način »Ročno« in Visoki tlak; kuhamo 4 minute. Ko je kuhanje končano, uporabite hitro sprostitev pritiska; previdno odstranite pokrov.

5. Dodajte sir in majonezo. Mešanico oblikujte v 2-palčne kroglice in postrezite. Dober tek!

Okusni koktajl Wieners

Čas priprave: 10 minut

Porcije 10

Hranilne vrednosti na porcijo: 257 kalorij; 22,7 g maščobe; 1,4 g skupnih ogljikovih hidratov; 10,8 g beljakovin; 0,2 g sladkorja

Sestavine

- 1 funt koktajl wieners
- 1/2 funta narezane slanine, hladno narezane na rezine
- 1/2 skodelice piščančje juhe
- 1/2 skodelice vode
- 1/4 skodelice kečapa z nizko vsebnostjo ogljikovih hidratov
- 2 žlici jabolčnega kisa
- 1 žlica čebule v prahu
- 1 žlica mlete gorčice
- Sol in poper po okusu

1. Vsak koktajl wiener ovijte z rezino slanine; pritrdite z zobotrebcem.

2. Nato na dno instant lonca položite eno plast koktajl ovitih slanine. Ponavljajte plastenje, dokler vam ne zmanjka koktajlov.

3. V posodi za mešanje temeljito zmešajte preostale sestavine. To mešanico prelijemo čez slanino ovite koktajlke.

4. Zavarujte pokrov. Izberite način »Ročno« in nizek tlak; kuhamo 3 minute. Ko je kuhanje končano, uporabite naravno sprostitev tlaka; previdno odstranite pokrov. Uživajte!

Svež brstični ohrovt z omako Aioli

Čas priprave: 10 minut

Porcije 4

Hranilne vrednosti na porcijo: 161 kalorij; 13,4 g maščobe; 6 g skupaj ogljikovih hidratov; 3,1 g beljakovin; 2,5 g sladkorja

Sestavine

- 1 žlica masla
- 1/2 skodelice sesekljane čebulice
- 3/4 funta brstičnega ohrovta
- Aioli omaka:
- 1/4 skodelice majoneze
- 1 strok česna, mlet
- 1 žlica svežega limoninega soka
- 1/2 čajne žličke dijonske gorčice

Navodila

1. Pritisnite gumb "Dušenje" in stopite maslo. Ko so segrete, kuhajte kapesato, dokler se ne zmehča. Zdaj dodamo brstični ohrovt in ga pražimo še 1 minuto.

2. Zavarujte pokrov. Izberite način »Ročno« in Visoki tlak; kuhamo 4 minute. Ko je kuhanje končano, uporabite hitro sprostitev pritiska; previdno odstranite pokrov.

3. Medtem zmešamo majonezo, česen, limonin sok, dijonsko gorčico. Zraven postrezite brstični ohrovt z omako Aioli. Dober tek!

Slaninski grižljaji s sirom

Čas priprave: 10 minut

Porcije 8

Hranilne vrednosti na porcijo: 187 kalorij; 14,2 g maščobe; 5,2 g skupnih ogljikovih hidratov; 9,4 g beljakovin; 3,4 g sladkorja

Sestavine

- 1/2 funta naribane rutabage
- 4 rezine mesnate slanine, sesekljane
- 7 unč sira Gruyère, nastrganega
- 3 jajca, pretepena
- 3 žlice mandljeve moke
- 1 čajna žlička granuliranega česna
- 1 čajna žlička šalotke v prahu
- Morska sol in mleti črni poper po okusu

1. V instant lonec dodajte 1 skodelico vode in kovinski podstavek.

2. Zmešajte vse zgornje sestavine, dokler se vse dobro ne premeša.

3. Mešanico dajte v silikonski pekač za stroke, ki ste ga predhodno namastili s pršilom za kuhanje proti prijemanju. Pladenj pokrijemo z aluminijasto folijo in ga spustimo na podstavek.

4. Zavarujte pokrov. Izberite način »Ročno« in nizek tlak; kuhamo 5 minut. Ko je kuhanje končano, uporabite hitro sprostitev pritiska; previdno odstranite pokrov. Dober tek!

Sočne mesne kroglice

Čas priprave: 25 MIN

Porcija: 8

Sestavine:

- 1 funt mletega piščanca, hranjenega s travo
- 1 bio jajce
- 1/3 skodelice mandljeve moke
- ½ žličke česna v prahu
- Sol in sveže mlet črni poper po okusu
- ¾ skodelice pekoče omake
- 2 žlici. olivno olje
- 2 žlici. stopljeno maslo
- ½ skodelice preliva iz modrega sira

navodila:

1. V skledo dodajte vse sestavine razen olja, pekoče omake, masla in preliva iz modrega sira ter premešajte, dokler se dobro ne poveže.
2. Iz mešanice naredite enako velike mesne kroglice.
3. Olje dajte v instant lonec in izberite "Sauté". Nato dodajte mesne kroglice in jih kuhajte približno 4-5 minut oziroma dokler ne porjavijo z vseh strani.
4. Medtem v skledi zmešamo pekočo omako in maslo.

5. Izberite »Prekliči« in na mesne kroglice položite masleno zmes.

6. Zavarujte pokrov in postavite tlačni ventil v položaj "Tesnilo".

7. Izberite »Perutnina« in uporabite privzeti čas 5 minut.

8. Izberite »Prekliči« in previdno izvedite hitro sprostitev.

9. Odstranite pokrov in takoj postrezite s prelivom.

Hranilne vrednosti na porcijo:

Kalorije 278

Skupna maščoba 21,6 g

Neto ogljikovi hidrati 0,33 g

Beljakovine 19 g

Vlaknine 0,6g

Popolna piščančja krila

Čas priprave: 40 MIN

Porcija: 4

Sestavine:

- 1½ funta piščančjih perutnic, hranjenih s travo
- ¼ skodelice paradižnikove mezge brez sladkorja
- 2-3 kapljice tekoče stevije
- 1 žlica svež limonin sok
- Sol in sveže mlet črni poper po okusu

navodila:

1. Na dno instant lonca postavite stojalo za soparnik in nalijte 1 skodelico vode.
2. Ponev postavite na podstavek.
3. Piščančja peruti položite na vrh podstavka, tako da stojijo navpično.
4. Zavarujte pokrov in postavite tlačni ventil v položaj "Tesnilo".
5. Izberite »Ročno« in kuhajte pod »visokim pritiskom« približno 10 minut.
6. Pečico segrejte na brojlerje.
7. Izberite »Prekliči« in previdno izvedite hitro sprostitev.
8. Medtem v skledo dodajte preostale sestavine in stepajte, dokler se dobro ne premešajo.

9. Odstranite pokrov in prenesite piščančje peruti v skledo z omako.

10. Perutnice izdatno premažemo z omako.

11. Piščančje peruti razporedite po pekaču, obloženem s peki papirjem, in jih pecite približno 5 minut.

12. Postrezite vroče s preostalo omako.

Hranilne vrednosti na porcijo:

Kalorije 330

Skupna maščoba 12,7 g

Neto ogljikovi hidrati 0,37 g

Beljakovine 49,5 g

Vlaknine 0,3g

2-sestavini piščančja krila

Čas priprave: 40 MIN

Porcija: 6

- 2 funta piščančjih perutnic in bobničev, hranjenih s travo
- ½ skodelice BBQ omake brez sladkorja

1. Na dno instant lonca postavite košaro za kuhanje na pari in nalijte 1 skodelico vode.
2. Postavite krila in bobniče v košaro kuhalnika na paro.
3. Zavarujte pokrov in postavite tlačni ventil v položaj "Tesnilo".
4. Izberite »Ročno« in kuhajte pod »visokim pritiskom« približno 5 minut.
5. Pečico segrejte na 450 stopinj F. Na pekač razporedite rešetko.
6. Izberite »Prekliči« in previdno izvedite naravno sprostitev.
7. Odstranite pokrov in prenesite krila in bobne na velik krožnik.
8. S papirnatimi brisačkami osušite krila in bobniče.

9. V skledo dodajte krila in bobne z BBQ omako ter premešajte, da se dobro prekrijejo.
10. Perutnice in bobniče položite na pripravljen pekač v eni plasti.
11. Pečemo približno 8-15 minut.
12. Odstranite iz pečice in postrezite toplo.

Hranilne vrednosti na porcijo:

Kalorije 319

Skupna maščoba 11,3 g

Neto ogljikovi hidrati 1,26 g

Beljakovine 43,7 g

Vlaknine 0,1g

Lepljiva piščančja krila

Čas priprave: 40 MIN

Porcija: 8

Sestavine:

- 3 funte bobna in peruti ločenih piščančjih perutnic, hranjenih s travo
- 6 žlic. olivno olje (razdeljeno
- 1 skodelica teriyaki omake brez sladkorja
- 1 žlica svež limonin sok
- 1 žlica Eritritol
- ½ žličke zdrobljenih kosmičev rdeče paprike

navodila:

1. V večjo skledo dodamo piščančje peruti, 4 žlice olja, teriyaki omako, limonin sok in Eritritol ter dobro premešamo.
2. Hladimo vsaj 2 uri.
3. Odstranite piščančje peruti iz sklede in prihranite marinado.
4. Preostalo olje dajte v Instant Lonec in izberite »Sauté«. Nato dodajte krila in jih kuhajte približno -4 minute ali dokler ne porjavijo z vseh strani.
5. Izberite »Prekliči« in pridržano marinado enakomerno razporedite po perutnicah.

6. Zavarujte pokrov in postavite tlačni ventil v položaj "Tesnilo".

7. Izberite »Ročno« in kuhajte pod »visokim pritiskom« približno 7 minut.

8. Pečico segrejte na brojlerje.

9. Izberite »Prekliči« in previdno izvedite »Naravno« sprostitev za približno 10 minut, nato pa izvedite »Hitro« sprostitev.

10. Odstranite pokrov in krila v eni plasti prenesite na pekač.

11. Pražite približno 6-8 minut.

12. Odstranite iz pečice in postrezite toplo s posipom rdeče paprike.

Hranilne vrednosti na porcijo:

Kalorije 446

Skupna maščoba 23,2 g

Neto ogljikovi hidrati 0,95 g

Beljakovine 51,4 g

Vlaknine 0,1g

Preprosti kuhani arašidi

Čas priprave: 1½ URA

Porcija: 6

Sestavine:

1 funt surovih arašidov v lupini

1/3 skodelice grobe morske soli

Filtrirana voda, po potrebi

navodila:

1. Arašide splaknite pod hladno tekočo vodo in jim odstranite morebitne vejice in korenine.
2. Na dno instant lonca dajte arašide, sol in toliko vode, da prekrijete arašide, ter premešajte.
3. Na arašide položite krožnik ali podstavek.
4. Zavarujte pokrov in postavite tlačni ventil v položaj "Tesnilo".
5. Izberite »Ročno« in kuhajte pod »visokim pritiskom« približno 80 minut.
6. Izberite »Prekliči« in previdno izvedite »Naravno« sprostitev.
7. Odstranite pokrov in pustite na strani, da se ohladi.
8. Dobro odcedimo in postrežemo.

Hranilne vrednosti na porcijo:

Kalorije 429

Skupna maščoba 37,2 g

Neto ogljikovi hidrati 2,03 g

Beljakovine 19,5 g

Vlaknine 6,4 g

Južni kuhani arašidi

Čas priprave: 1 URA 40 MIN

Porcija: 6

Sestavine:

- 1 funt jumbo surovih arašidov
- ½ skodelice morske soli
- 1 žlica Cajun začimba
- Filtrirana voda, po potrebi

navodila:

1. Arašide splaknite pod hladno tekočo vodo in jim odstranite morebitne vejice in korenine.
2. Na dno instant lonca dajte arašide, sol, začimbe Cajun in toliko vode, da prekrijete arašide, ter premešajte.
3. Na arašide položite krožnik ali podstavek.
4. Zavarujte pokrov in postavite tlačni ventil v položaj "Tesnilo".
5. Izberite "Ročno" in kuhajte pod "visokim pritiskom" približno 65-90 minut.
6. Izberite »Prekliči« in previdno izvedite »Naravno« sprostitev.
7. Odstranite pokrov in pustite na strani, da se ohladi.
8. Dobro odcedimo in postrežemo.

Hranilne vrednosti na porcijo:

Kalorije 429

Skupna maščoba 37,2 g

Neto ogljikovi hidrati 2,03 g

Beljakovine 19,5 g

Vlaknine 6,4 g

Trdo kuhana jajca

Čas priprave: 10 MIN

Porcija: 4

Sestavine:

- 8 velikih jajc
- 1 skodelica vode

Navodila:

1. Rešetko postavite v instant lonec in nalijte vodo.
2. Previdno vstavite jajca ter namestite in zaklenite pokrov.
3. Ročno nastavite čas kuhanja na 4 minute pri visokem tlaku.
4. Hitro sprostite pritisk in jajca za 5 minut prestavite v ledeno vodo za lažje lupljenje.
5. Uporabite takoj ali shranite v hladilniku za kasnejšo uporabo.

Hranilne vrednosti na porcijo:

Kalorije: 156

Skupne maščobe: 10,6 g

Neto ogljikovi hidrati: 1,1 g

Beljakovine: 12,6g

Vlaknine: 0g

Artičoke kuhane na pari

Čas priprave: 20 MIN

Porcija: 4

Sestavine:

- 4 srednje velike artičoke
- 1 rezina limone
- 1 skodelica vode

navodila:

1. Artičoke dobro operemo in z nožem odrežemo pecelj in približno centimeter vrha.
2. Rez na vrhu podrgnemo z limono, da ne porjavi, in liste nežno malo razmaknemo.
3. Artičoke postavite v vložek za kuhanje na pari v instant loncu in nalijte skodelico vode.
4. Postavite in zaklenite pokrov ter nastavite priročnik za Instant Pot na 10 minut kuhanja pri visokem tlaku.
5. Ko končate, pustite, da Instant Pot naravno sprosti pritisk 10 minut in nato odprite ventil za hitro sprostitev.
6. Postrezite toplo z omako.

Hranilne vrednosti na porcijo:

Kalorije: 60

Skupne maščobe: 0,2 g

Neto ogljikovi hidrati: 6,6 g

Beljakovine: 4,2g

Vlaknine: 6,9 g

Zingy kuhani arašidi

Čas priprave: 1 URA 40 MIN

Porcija: 6

Sestavine:

- 1 funt surovih arašidov
- 1/3 skodelice začimb Old Bay
- ¼ skodelice košer soli
- ¼ skodelice jabolčnega kisa
- 1 žlica gorčična semena
- 1 lovorjev list
- Filtrirana voda, po potrebi

navodila:

1. Arašide splaknite pod hladno tekočo vodo in jim odstranite morebitne vejice in korenine.
2. Na dno instant lonca dodajte vse sestavine in toliko vode, da prekrijete arašide, ter premešajte.
3. Na arašide položite krožnik ali podstavek.
4. Zavarujte pokrov in postavite tlačni ventil v položaj "Tesnilo".
5. Izberite "Ročno" in kuhajte pod "visokim pritiskom" približno 75-90 minut.
6. Izberite »Prekliči« in previdno izvedite »Naravno« sprostitev.

7. Odstranite pokrov in pustite na strani, da se ohladi.

8. Dobro odcedimo in postrežemo.

Hranilne vrednosti na porcijo:

Kalorije 4540

Skupna maščoba 37,8 g

Neto ogljikovi hidrati 0,48 g

Beljakovine 20 g

Vlaknine 6,7 g

Edinstvena hrana za zabave

Čas priprave: 18 MIN

Porcija: 4

Sestavine:

- 1 funt špargljev
- 8 unč narezanega pršuta

navodila:

1. Rezine pršuta ovijte okoli rezin špargljev.
2. Na dno instant lonca postavite košaro za kuhanje na pari in nalijte 2 skodelici vode.
3. Korenje položite v košaro kuhalnika na pari.
4. Morebitne dodatne nezapakirane sulice razporedite na dno košare kuhalnika za paro v enem sloju.
5. Na vrh v enem sloju položimo s pršutom zavite šparglje.
6. Zavarujte pokrov in postavite tlačni ventil v položaj "Tesnilo".
7. Izberite "Ročno" in kuhajte pod "visokim pritiskom" približno 2-3 minute.
8. Izberite »Prekliči« in previdno izvedite naravno sprostitev.
9. Odstranite pokrov in postrezite toplo

Hranilne vrednosti na porcijo:

Kalorije 105

Skupna maščoba 3,3 g

Neto ogljikovi hidrati 1,32 g

Beljakovine 14,4 g

Vlaknine 2,1g

Dekadentna jetrna pašteta

Čas priprave: 25 MIN

Porcija: 6

Sestavine:

- 1 žlička olivnega olja
- 1 grobo sesekljana srednje rumena čebula
- Sol in sveže mlet črni poper po okusu
- ¾ funta piščančjih jeter, hranjenih s travo
- 1 lovorjev list
- ¼ skodelice domače piščančje juhe
- 1 žlica svež limonin sok
- 2 inčuna v olju
- 1 žlica kapre
- 1 žlica maslo

navodila:

1. Olje dajte v instant lonec in izberite "Sauté". Nato dodajte čebulo z malo soli in črnega popra ter kuhajte približno 2-3 minute.

2. Dodajte piščančja jetra in lovorov list ter kuhajte približno 2 minuti.

3. Dodajte juho in z dna postrgajte rjave koščke.

4. Izberite »Prekliči« in mešanico enkrat premešajte.

5. Zavarujte pokrov in postavite tlačni ventil v položaj "Tesnilo".

6. Izberite »Ročno« in kuhajte pod »visokim pritiskom« približno 5 minut.

7. Izberite »Prekliči« in previdno izvedite naravno sprostitev.

8. Odstranite pokrov in zavrzite lovorjev list.

9. Primešamo inčune in kapre ter zmes s paličnim mešalnikom zmiksamo do pireja.

10. Primešamo maslo in rum ter prestavimo v skledo.

11. Pred serviranjem ohladite, da se ohladi.

Hranilne vrednosti na porcijo:

Kalorije 142

Skupna maščoba 7,3 g

Neto ogljikovi hidrati 0,4 g

Beljakovine 15,7 g

Vlaknine 0,5g

Pašteta iz eksotičnih gob

Čas priprave: 25 MIN

Porcija: 6

Sestavine:

- 1 skodelica vrele vode
- ¾ skodelice opranih suhih jurčkov
- 2 žlici. nesoljeno maslo
- 1 narezana majhna rumena čebula
- 1 funt na tanke rezine narezanih svežih gob cremini
- 2-3 žlice. domača kokošja juha
- 1 žlica svež limonin sok
- 1 lovorjev list
- Sol in mleti beli poper, po okusu
- 1 žlica ekstra deviško olivno olje
- 3 žlice. drobno nariban sir Parmigiana Reggiano

navodila:

1. V toplotno odporni skledi zmešamo vrelo vodo in suhe jurčke.
2. Posodo tesno pokrijte in pustite ob strani.
3. Maslo dajte v Instant Lonec in izberite "Sauté". Nato dodajte čebulo in kuhajte približno 5 minut.
4. Dodamo sveže gobe in kuhamo približno 5 minut.

5. Dodajte juho in limonin sok ter kuhajte približno 5 minut oziroma dokler ne vpije vsa tekočina.

6. Izberite »Prekliči« in vmešajte jurčke ter tekočino za namakanje, lovorjev list, sol in črni poper.

7. Zavarujte pokrov in postavite tlačni ventil v položaj "Tesnilo".

8. Izberite »Ročno« in kuhajte pod »visokim pritiskom« približno 12 minut.

9. Izberite »Prekliči« in previdno izvedite naravno sprostitev.

10. Odstranite pokrov in zavrzite lovorjev list.

11. Dodamo olivno olje in z mešalnikom zmešamo do gladkega.

12. Dodajte sir in mešajte, dokler se dobro ne združi.

13. Mešanico prenesite v skledo in ohladite približno 2 uri, preden jo postrežete.

Hranilne vrednosti na porcijo:

Kalorije 115

Skupna maščoba 6,6 g

Neto ogljikovi hidrati 0,96 g

Beljakovine 6,3 g

Vlaknine 0,7g

Vrtna sveža salsa

Čas priprave: 30 MIN

Porcija: 20

- 4 skodelice očiščenih, olupljenih in narezanih paradižnikov
- 1 (15 unč pločevinke paradižnikove omake brez sladkorja
- 1 (6 unč pločevink paradižnikove paste brez sladkorja
- 1 srednje sesekljana rumena čebula
- 2 veliki zeleni papriki brez semen in nasekljani
- 3 jalapeño paprike brez semen in narezane
- 4 mleti stroki česna
- ½ skodelice jabolčnega kisa
- 1 žlica pekoča omaka
- 1 žlica mleta kumina
- Košer sol, po okusu

navodila:

1. Na dno instant lonca položite vse sestavine in premešajte, da se povežejo.
2. Zavarujte pokrov in postavite tlačni ventil v položaj "Tesnilo".

3. Izberite »Ročno« in kuhajte pod »visokim pritiskom« približno 15 minut.

4. Izberite »Prekliči« in previdno izvedite »Naravno« sprostitev.

5. Odstranite pokrov in pustite, da se ohladi približno 20 minut.

6. Salso prenesite v pollitrske kozarce s širokim grlom in jih zaprite s pokrovi.

7. Pred serviranjem ohladite, da se ohladi.

Hranilne vrednosti na porcijo:

Kalorije 29

Skupna maščoba 0,3 g

Neto ogljikovi hidrati 0,30 g

Beljakovine 1,3 g

Vlaknine 1,5 g

Party mesne kroglice

Čas priprave: 40 MIN

Porcija: 8

Sestavine:

- 1 funt pustega mletega purana
- 1 bio jajce
- ¼ žličke posušenega timijana
- ¼ žličke posušenega origana
- ¼ žličke posušenega rožmarina
- ¼ žličke česna v prahu
- Sol in sveže mlet črni poper po okusu
- 1½ skodelice paradižnikove omake brez sladkorja

navodila:

1. V skledo dodajte vse sestavine razen paradižnikove omake in mešajte, dokler se dobro ne poveže.
2. Iz mešanice naredite enako velike mesne kroglice.
3. Na dno instant lonca položite mesne kroglice in paradižnikovo omako ter nežno premešajte, da se povežeta.
4. Zavarujte pokrov in postavite tlačni ventil v položaj "Tesnilo".
5. Izberite »Ročno« in kuhajte pod »visokim pritiskom« približno 25 minut.

6. Izberite »Prekliči« in previdno izvedite »Hitro« sprostitev.

7. Odstranite pokrov in postrezite.

Hranilne vrednosti na porcijo:

Kalorije 101

Skupna maščoba 4,7 g

Neto ogljikovi hidrati 0,18 g

Beljakovine 12,5 g

Vlaknine 0,8g

Burgerji s sirom

Čas priprave: 20 MIN

Postrežba: 2

Sestavine:

- 1 funt puste mlete govedine, hranjene s travo
- 1 žlica Worcestershire omaka
- ¼ žličke česna v prahu
- Sol in sveže mlet črni poper po okusu
- 2-unča naribanega sira cheddar

navodila:

1. V veliko skledo dodajte mleto govedino, Worcestershire omako, česen v prahu, sol in črni poper ter mešajte, dokler se dobro ne združi.
2. Iz zmesi oblikujte 4 enako velike kroglice.
3. Z rokami sploščite vsako kroglico.
4. Na sredino 2 sploščenih kroglic položite 1 unčo sira.
5. Vsako pokrijte s preostalima 2 sploščenima kroglicama, pri čemer robove dobro stisnite skupaj.
6. Na dno instant lonca postavite pladenj za kuhanje na pari in nalijte ½ skodelice vode.
7. Burgerje položite na pladenj kuhalnika za paro.
8. Zavarujte pokrov in postavite tlačni ventil v položaj "Tesnilo".

9. Izberite »Ročno« in kuhajte pod »visokim pritiskom« približno 5 minut.
10. Izberite »Prekliči« in previdno izvedite »Naravno« sprostitev.
11. Odstranite pokrov in postrezite.

Hranilne vrednosti na porcijo:

Kalorije 544

Skupna maščoba 23,5 g

Neto ogljikovi hidrati 1 g

Beljakovine 75,9 g

Vlaknine 0g

Mini klobasice

Čas priprave: 20 MIN

Porcija: 10

Sestavine:

- 2 funta brez glutena, narezana na 1/3-palčne debele rezine Kielbasa links
- 1 skodelica BBQ omake brez sladkorja
- ½ skodelice filtrirane vode

navodila:

1. Na dno instant lonca položite vse sestavine in premešajte, da se povežejo.
2. Zavarujte pokrov in postavite tlačni ventil v položaj "Tesnilo".
3. Izberite »Ročno« in kuhajte pod »visokim pritiskom« približno 5 minut.
4. Izberite »Prekliči« in previdno izvedite »Naravno« sprostitev za približno 10 minut, nato pa izvedite »Hitro« sprostitev.
5. Odstranite pokrov in zmes preložite v servirno skledo.
6. Pustite na strani približno 10-15 minut, preden postrežete.

Hranilne vrednosti na porcijo:

Kalorije 243

Skupna maščoba 16 g

Neto ogljikovi hidrati 1,26 g

Beljakovine 11,9 g

Vlaknine 0,2 g

Osvežilna skuta

Čas priprave: 10 minut

Čas kuhanja: 5 minut

Obroki: 4

Sestavine:

- 3 žlice stevije
- 12 unč malin
- 2 rumenjaka
- 2 žlici limoninega soka
- 2 žlici gheeja

navodila:

1. V instant lonec dajte maline, dodajte stevio in limonin sok, premešajte, pokrijte in kuhajte na visoki temperaturi 2 minuti.
2. To precedimo v skledo, dodamo rumenjake, dobro premešamo in vrnemo v lonec.
3. Lonec nastavite na način Dušenje, kuhajte 2 minuti, dodajte ghee, dobro premešajte, preložite v posodo in postrezite hladno.
4. Uživajte!

Hranilne vrednosti na porcijo: Kalorije 132, maščobe 1, vlaknine 0, ogljikovi hidrati 2, beljakovine 4

Najboljša marmelada vseh časov

Čas priprave: 10 minut

Čas kuhanja: 5 minut

Obroki: 6

Sestavine:

- 4 in ½ skodelice breskev, olupljene in narezane na kocke
- 4 žlice stevije
- ¼ skodelice kristaliziranega ingverja, sesekljanega

navodila:

1. Lonec za takojšnje kuhanje nastavite na način vrenja, dodajte breskve, ingver in stevio, premešajte, zavrite, pokrijte in kuhajte na visoki temperaturi 5 minut.
2. Razdelimo v sklede in postrežemo hladno.
3. Uživajte!

Hranilne vrednosti na porcijo: Kalorije 53, maščobe 0, vlaknine 0, ogljikovi hidrati 0, beljakovine 2

Božanske hruške

Čas priprave: 10 minut

Čas kuhanja: 4 minute

Obroki: 12

Sestavine:

- 8 hrušk, odstranimo peščico in narežemo na četrtine
- 1 čajna žlička cimeta v prahu
- 2 jabolki, olupljeni, razrezani na četrtine
- ¼ skodelice naravnega jabolčnega soka

navodila:

1. V instant loncu zmešajte hruške z jabolki, cimetom in jabolčnim sokom, premešajte, pokrijte in kuhajte na visoki temperaturi 4 minute.
2. Zmešajte s potopnim mešalnikom, razdelite v majhne kozarčke in postrezite hladno
3. Uživajte!

Hranilne vrednosti na porcijo: Kalorije 100, maščobe 0, vlaknine 0, ogljikovi hidrati 0, beljakovine 2

Marmelada iz jagodičja

Čas priprave: 10 minut

Čas kuhanja: 20 minut

Obroki: 12

Sestavine:

- 1 funt brusnic
- 1 funt jagod
- ½ funta borovnic
- unč črnega ribeza
- 4 žlice stevije
- Lupina 1 limone
- Ščepec soli
- 2 žlici vode

navodila:

1. V instant loncu zmešajte jagode z brusnicami, borovnicami, ribezom, limonino lupinico, stevio in vodo, premešajte, pokrijte in kuhajte na visoki temperaturi 10 minut.
2. Razdelimo v kozarce in postrežemo hladno.
3. Uživajte!

Hranilne vrednosti na porcijo: Kalorije 87, maščobe 2, vlaknine 0, ogljikovi hidrati 1, beljakovine 2

Orange Delight

Čas priprave: 10 minut

Čas kuhanja: 25 minut

Obroki: 8

Sestavine:

- Sok iz 2 limon
- 6 žlic stevije
- 1 funt pomaranč, olupljenih in prepolovljenih
- 1-pint vode

navodila:

1. V instant loncu zmešajte limonin sok s pomarančnim sokom in koščki pomaranč, vodo in stevio, pokrijte in kuhajte na visoki temperaturi 15 minut.
2. Razdelimo v kozarce in postrežemo hladno.

Hranilne vrednosti na porcijo: Kalorije 75, maščobe 0, vlaknine 0, ogljikovi hidrati 2, beljakovine 2

Preprosta bučna pita

Čas priprave: 10 minut

Čas kuhanja: 14 minut

Porcija: 8

Sestavine:

- 2 funta maslene buče, olupljene in narezane
- 2 jajci
- 2 skodelici vode
- 1 skodelica kokosovega mleka
- 2 žlici medu
- 1 čajna žlička cimeta v prahu
- ½ čajne žličke ingverja v prahu
- ¼ čajne žličke mletih nageljnovih žbic
- 1 žlica marante v prahu
- Sesekljani pekani

1. V instant lonec dajte 1 skodelico vode, dodajte košaro za soparnik, dodajte koščke buče, pokrijte, kuhajte na visoki temperaturi 4 minute, odcedite, prenesite v skledo in pretlačite.

2. Dodajte med, mleko, jajca, cimet, ingver in nageljnove žbice, dobro premešajte in vlijte v ramekine.

3. Dodajte preostanek vode v svoj instant lonec, dodajte košaro za kuhanje na pari, vanjo dodajte ramekine, pokrijte in kuhajte na visoki temperaturi 10 minut.

4. Okrasite s sesekljanimi pekani in postrezite.

5. Uživajte!

Hranilne vrednosti na porcijo: Kalorije 132, maščobe 1, vlaknine 2, ogljikovi hidrati 2, beljakovine 3

Zimski puding

Čas priprave: 10 minut

Čas kuhanja: 40 minut

Obroki: 4

Sestavine:

- 4 unče posušenih brusnic, namočenih nekaj ur in odcejenih
- 2 skodelici vode
- 4 unče narezanih marelic
- 1 skodelica kokosove moke
- 3 žličke pecilnega praška
- 3 žlice stevije
- 1 čajna žlička ingverja v prahu
- Ščepec cimeta v prahu
- 15 žlic gheeja
- 3 žlice javorjevega sirupa
- 4 jajca
- 1 korenček, nariban

1. V blenderju zmešajte moko s pecilnim praškom, stevio, cimetom in ingverjem ter nekajkrat premešajte.

2. Dodamo ghee, javorjev sirup, jajca, korenje, brusnice in marelice, premešamo in razporedimo v pomaščen pekač za puding.

3. Dodajte vodo v svoj instant lonec, dodajte košaro kuhalnika na paro, dodajte puding, pokrijte in kuhajte na visoki temperaturi 30 minut.

4. Pred serviranjem puding pustimo, da se ohladi.

5. Uživajte!

Hranilne vrednosti na porcijo: Kalorije 213, maščobe 2, vlaknine 1, ogljikovi hidrati 3, beljakovine 3

Bananina sladica

Čas priprave: 10 minut

Čas kuhanja: 30 minut

Obroki: 6

Sestavine:

- 2 žlici stevije
- 1/3 skodelice gheeja, mehkega
- 1 čajna žlička vanilije
- 1 jajce
- 2 banani, pretlačeni
- 1 čajna žlička pecilnega praška
- 1 in ½ skodelice kokosove moke
- ½ čajne žličke sode bikarbone
- 1/3 skodelice kokosovega mleka
- 2 skodelici vode
- Sprej za kuhanje

navodila:

1. V skledi zmešamo mlečno stevio, ghee, jajce, vanilijo in banane ter vse skupaj premešamo.

2. V drugi skledi zmešamo moko s soljo, pecilnim praškom in sodo.

3. Obe zmesi združimo, dobro premešamo in vlijemo v pomaščen pekač.

4. Dodajte vodo v lonec, dodajte košaro za kuhanje na pari, dodajte pekač za torto, pokrijte in kuhajte na visoki temperaturi 30 minut.

5. Torto pustimo, da se ohladi, narežemo in postrežemo.

6. Uživajte!

Hranilne vrednosti na porcijo: Kalorije 243, maščobe 1, vlaknine 1, ogljikovi hidrati 2, beljakovine 4

Jabolčna torta

Čas priprave: 10 minut

Čas kuhanja: 1 ura in 10 minut

Obroki: 6

Sestavine:

- 3 skodelice jabolk, oluščenih in narezanih na kocke
- 1 skodelica vode
- 3 žlice stevije
- 1 žlica vanilije
- 2 jajci
- 1 žlica začimbe za jabolčno pito
- 2 skodelici kokosove moke
- 1 žlica pecilnega praška
- 1 žlica gheeja

navodila:

1. V skledi zmešajte jajca z gheejem, začimbami za jabolčno pito, vanilijo, jabolki in stevio ter premešajte z mešalnikom.

2. V drugi posodi zmešamo pecilni prašek z moko, premešamo, dodamo jabolčni mešanici, ponovno dobro premešamo in preložimo v tortni pekač.

3. Dodajte 1 skodelico vode v vaš instant lonec, dodajte košaro za kuhanje na pari, dodajte pekač za torte, pokrijte in kuhajte pri visoki temperaturi 1 uro in 10 minut.

4. Torto ohladimo, narežemo in postrežemo.

5. Uživajte!

Hranilne vrednosti na porcijo: Kalorije 100, maščobe 2, vlaknine 1, ogljikovi hidrati 2, beljakovine 2

Posebna vanilijeva sladica

Čas priprave: 10 minut

Čas kuhanja: 10 minut

Obroki: 4

Sestavine:

- 1 skodelica mandljevega mleka
- 4 žlice lanenega zdroba
- 2 žlici kokosove moke
- 2 in ½ skodelice vode
- 2 žlici stevije
- 1 čajna žlička espressa v prahu
- 2 žlički vanilijevega ekstrakta
- Kokosova smetana za serviranje

navodila:

1. V instant loncu zmešajte laneno moko z moko, vodo, stevio, mlekom in espresso v prahu, premešajte, pokrijte in kuhajte na visoki temperaturi 10 minut.
2. Dodamo vanilijev ekstrakt, dobro premešamo, pustimo stati 5 minut, razdelimo v skledice in postrežemo s kokosovo smetano.
3. Uživajte!

Hranilne vrednosti na porcijo: Kalorije 182, maščobe 2, vlaknine 1, ogljikovi hidrati 3, beljakovine 4

Okusna in neverjetna sladica s hruškami

Čas priprave: 10 minut

Čas kuhanja: 6 minut

Obroki: 4

Sestavine:

- 1 skodelica vode
- 2 skodelici hruške, olupljene in narezane na kocke
- 2 skodelici kokosovega mleka
- 1 žlica gheeja
- ¼ skodelice rjave stevije
- ½ čajne žličke cimeta v prahu
- 4 žlice lanenega zdroba
- ½ skodelice sesekljanih orehov
- ½ skodelice rozin

navodila:

1. V toplotno odporni posodi zmešajte mleko s stevio, gheejem, laneno moko, cimetom, rozinami, hruškami in orehi ter premešajte.
2. V lonec za takojšnje kuhanje nalijte vodo, dodajte košaro za kuhanje na pari, vanjo postavite toplotno odporno posodo, pokrijte in kuhajte na visoki temperaturi 6 minut.

3. To odlično sladico razdelite v majhne skodelice in postrezite hladno.
4. Uživajte!

Hranilne vrednosti na porcijo: Kalorije 162, maščobe 3, vlaknine 1, ogljikovi hidrati 2, beljakovine 6

Brusnični džem

Čas priprave: 10 minut

Čas kuhanja: 15 minut

Obroki: 12

Sestavine:

- 16 unč brusnic
- 4 unče rozin
- 3 unče vode + ¼ skodelice vode
- 8 unč fig
- 16 unč jagod, sesekljanih
- Lupina 1 limone

navodila:

1. Fige dajte v mešalnik, dodajte ¼ skodelice vode, dobro premešajte in precedite v skledo.
2. V vašem instant loncu zmešajte jagode z brusnicami, limonino lupinico, rozine, 3 unče vode in figov pire, premešajte, pokrijte lonec, kuhajte na visoki

temperaturi 15 minut, razdelite v majhne kozarčke in postrezite.

Hranilne vrednosti na porcijo: Kalorije 73, maščobe 1, vlaknine 1, ogljikovi hidrati 2, beljakovine 3

Limonin džem

Čas priprave: 10 minut

Čas kuhanja: 12 minut

Obroki: 8

Sestavine:

- 2 funta narezanih limon
- 2 skodelici datljev
- 1 skodelica vode
- 1 žlica kisa

navodila:

1. Datlje dajte v blender, dodajte vodo in dobro premešajte.
2. V instant lonec dajte rezine limone, dodajte datljevo pasto in kis, premešajte, pokrijte in kuhajte na visoki temperaturi 12 minut.
3. Premešamo, razdelimo v kozarčke in postrežemo.
4. Uživajte!

Hranilne vrednosti na porcijo: Kalorije 72, maščobe 2, vlaknine 1, ogljikovi hidrati 2, beljakovine 6

Posebna sladica

Čas priprave: 10 minut

Čas kuhanja: 25 minut

Obroki: 4

Sestavine:

- 3 skodelice rooibos čaja
- 1 žlica cimeta, mletega
- 2 skodelici cvetače, riževe
- 2 jabolka, narezana na kocke
- 1 čajna žlička nageljnovih žbic, zmleta
- 1 čajna žlička kurkume, mlete
- Kapljica medu

navodila:

1. V instant lonec dajte cvetačni riž, dodajte čaj, premešajte, pokrijte in kuhajte na visoki temperaturi 10 minut
2. Dodajte cimet, jabolka, kurkumo in nageljnove žbice, premešajte, pokrijte in kuhajte 10 minut v načinu High.
3. Razdelite v sklede, na vrh pokapajte med in postrezite.
4. Uživajte!

Hranilne vrednosti na porcijo: Kalorije 152, maščobe 2, vlaknine 1, ogljikovi hidrati 5, beljakovine 6

Pikantna fižolova solata Cannellini z datlji

Pripravljeno v: 35 minutah + čas ohlajanja

Porcija: 12

Hranilne vrednosti na porcijo: Kalorije 195; Ogljikovi hidrati 29 g; Maščoba 3 g; Beljakovine 9 g

Sestavine

- 1 skodelica suhega namočenega fižola Cannellini
- 1 skodelica svežih datljev, razpolovljenih, izkoščičenih
- 2 ½ skodelice zamrznjenega zelenega graha, odmrznjenega
- 1 skodelica narezanih česnov
- 1 skodelica paradižnika, narezanega na tanke rezine
- 3 stroki česna, mleto
- 1 žlica olivnega olja
- ¼ skodelice belega vinskega kisa
- ¼ skodelice tamari omake
- 2 žlički čilijeve paste
- Sol in črni poper, po okusu

- ½ žličke kosmičev rdeče paprike, za okras

Navodila

1. Za pripravo preliva stepemo tamari omako, olje, kis, čili pasto in česen. Hladite čez noč.

2. Fižol položite v lonec na pritisk in zalijte z vodo, da je pokrit. Zaprite pokrov in preklopite ventil za sprostitev tlaka, da se zapre. Izberite način FIŽOL/ČILI in kuhajte 25 minut pri visokem tlaku.

3. Ko je kuhanje končano, hitro sprostite pritisk. Fižol odcedimo in prestavimo v servirno skledo. Dodajte preostale sestavine in prelijte s prelivom, dokler ni dobro prekrito.

Slani vegetarijanski sendviči

Čas priprave: 35 minut

Porcija: 4

Hranilne vrednosti na porcijo: Kalorije 488; Ogljikovi hidrati 62 g; Maščoba 19 g; Beljakovine 28 g

Sestavine

- 1 žlica rastlinskega olja

- 4 vegetarijanske klobase, narezane na rezine

- 1 strok česna, zdrobljen

- ½ skodelice omake Tamari

- 2 šalotki, sesekljani

- 2 skodelici pražene zelenjavne juhe

- 2 papriki, razrezani in narezani

- 4 štručke za burger

- 1 skodelica sveže naribanega sira Cheddar

- Sol in mleti črni poper, po okusu

- 2 ½ skodelice vode

Navodila

1. Segrejte olje na SAUTÉ pri visoki temperaturi in kuhajte česen in šalotko, dokler se ne zmehčata, približno 3 minute. Vmešamo klobase in kuhamo še 5 minut. Dodajte preostale sestavine, razen žemljic in sira.

2. Izberite PRESSURE COOK/MANUAL in kuhajte 15 minut pri visoki temperaturi. Ko ste pripravljeni, hitro sprostite pritisk. Pečico segrejte na 460 stopinj F. Pripravljeno mešanico razdelite na 4 žemljice za burgerje in na vrh potresite nariban sir.

3. Sendviče pečemo v pečici 6-7 minut oziroma dokler se sir ne stopi. Postrezite takoj!

Kremna juha iz buč in sladkega krompirja Eat-me

Čas priprave: 30 minut

Porcija: 4

Hranilne vrednosti na porcijo: Kalorije 243; Ogljikovi hidrati 33 g; Maščoba 9 g; Beljakovine 7g

Sestavine

- 2 skodelici squasha, narezanega na kocke
- 2 skodelici sladkega krompirja, narezanega na kocke
- 2 žlici olivnega olja
- 1 čebula, narezana na kocke
- 1 žlica težke smetane

- 3 skodelice zelenjavne juhe

- Ščepec timijana

Navodila

1. Na SAUTÉ pri visoki temperaturi segrejte olje in dodajte čebulo. Kuhajte do mehkega, približno 3 minute. Vmešajte krompir in bučo ter kuhajte še eno minuto ali dokler se ne začnejo "znojiti".

2. Zalijemo z juho in vmešamo timijan. Zaprite pokrov, izberite FIŽOL/ČILI 10 minut pri visoki temperaturi. Ko končate, naredite naravno sprostitev tlaka za približno 10 minut. Vmešamo smetano in postrežemo.

Medley zelenega graha

Čas priprave: 25 minut

Porcije 6

Hranilne vrednosti na porcijo: 173 kalorij; 6,6 g maščobe; 22,7 g ogljikovih hidratov; 7,7 g beljakovin; 7,9 g sladkorja

Sestavine

- 2 žlici kanolinega olja
- 1 čajna žlička kuminovih semen
- 2 ½ skodelice celega zelenega graha
- 2 zrela romska paradižnika, posejana in zmečkana
- 3 skodelice pražene zelenjavne osnove
- 1 šalotka, narezana na kocke
- 2 stroka česna, nasekljana
- 2 korenčka, sesekljana
- 2 pastinaka, sesekljana
- 1 rdeča paprika, brez semen in narezana
- 2 lovorjeva lista
- Morska sol in mleti črni poper po okusu
- 1 čajna žlička kajenskega popra
- 1/2 čajne žličke posušenega kopra

1. Pritisnite gumb "Sauté", da segrejete instant lonec. Ko je vroče, dodajte olje. Nato semena kumine dušite 30 sekund.

2. Dodamo šalotko, česen, korenje, pastinak in poper; nadaljujte s praženjem še 3 do 4 minute ali dokler zelenjava ni mehka.

3. Zdaj vmešajte preostale sestavine.

4. Zavarujte pokrov. Izberite način "Ročno" in kuhajte 18 minut pod visokim pritiskom. Ko je kuhanje končano, uporabite naravno sproščanje; previdno odstranite pokrov.

5. Po želji postrezite s kremnim sirom. Dober tek!

Začinjena juha z zelenjavo in fižolom Adzuki

Čas priprave: 30 minut

Porcije 4

Hranilne vrednosti na porcijo: 474 kalorij; 7,6 g maščobe; 84 g ogljikovih hidratov; 20,5 g beljakovin; 7,8 g sladkorja

Sestavine

- 2 žlici olivnega olja
- 2 čebuli, sesekljani
- 2 sesekljana korenčka
- 2 pastinaka, sesekljana
- 1 zelena z listi, sesekljana
- 2 zlata krompirja Yukon, olupljena in narezana na kocke
- 2 zrela paradižnika, pretlačena
- 12 unč otrobov Adzuki, namočenih čez noč
- 1 čajna žlička kajenskega popra
- 1 čajna žlička posušene bazilike
- 1/2 čajne žličke majarona
- 1 čajna žlička črnega česna v prahu
- 1 čajna žlička posušenih kosmičev drobnjaka
- Nekaj kapljic Sriracha
- Košer sol in mleti črni poper po okusu

- 4 skodelice vrele vode

1. Pritisnite gumb "Sauté", da segrejete instant lonec. Zdaj segrejte olivno olje in na njem prepražite čebulo, dokler se ravno ne zmehča.

2. Dodajte druge sestavine; premešajte, da se dobro poveže. Zavarujte pokrov in izberite način »Ročno«. Kuhajte 10 minut pri visokem tlaku.

3. Ko je kuhanje končano, uporabite naravno sproščanje 15 minut; previdno odstranite pokrov.

4. Nalijte v posamezne servirne sklede in jejte toplo. Dober tek!

Špargljeva solata na italijanski način

Čas priprave: 10 minut

Porcije 4

Hranilne vrednosti na porcijo: 230 kalorij; 19,1 g maščobe; 10,1 g ogljikovih hidratov; 7,9 g beljakovin; 4,9 g sladkorja

Sestavine

- 1 funt špargljev, narezanih
- 2 paradižnika, narezana na kocke
- 4 žlice oljčnega olja
- 1 šalotka, sesekljana
- 1 čajna žlička česna, mletega
- Morska sol in mleti črni poper po okusu
- 2 žlici limoninega soka
- 1 žlica dijonske gorčice
- 1/2 skodelice sira Romano, naribanega

- 1 pest italijanskega peteršilja

Navodila

1. V instant lonec dodajte 1 skodelico vode in kovinski podstavek. Šparglje položite na podstavek.

2. Zavarujte pokrov. Izberite način »Ročno« in kuhajte 1 minuto pod visokim pritiskom. Ko je kuhanje končano, uporabite hitro sprostitev; previdno odstranite pokrov.

3. Pripravljene šparglje prelijemo s preostalimi sestavinami; premešajte, da se dobro poveže. Postavite v hladilnik, dokler ni pripravljen za serviranje. Uživajte!

Bučna kaša s suhimi češnjami

Čas priprave: 25 minut

Porcije 4

Hranilne vrednosti na porcijo: 201 kalorija; 1,1 g maščobe; 51,8 g ogljikovih hidratov; 5 g beljakovin; 31,9 g sladkorjev

Sestavine

- 2 ½ funta buče, očiščene in odstranjene semena
- 1/2 skodelice ovsenih kosmičev
- 4 žlice medu
- 1/2 čajne žličke mletega cimeta
- Ščepec soli
- Ščepec naribanega muškatnega oreščka
- 4 žlice posušenih jagod

- 1 skodelica vode

1. V instant lonec dodajte 1 ½ skodelice vode in kovinski podstavek. Zdaj postavite bučo na podstavek.

2. Zavarujte pokrov. Izberite način "Ročno" in kuhajte 12 minut pod visokim pritiskom. Ko je kuhanje končano, uporabite naravno sproščanje; previdno odstranite pokrov.

3. Nato bučo pretlačimo v kuhinjski robot.

4. Instant lonec obrišite z vlažno krpo. Dodajte preostale sestavine v instant lonec, vključno z bučnim pirejem.

5. Zavarujte pokrov. Izberite način "Ročno" in kuhajte 10 minut pod visokim pritiskom. Ko je kuhanje končano, uporabite naravno sproščanje; previdno odstranite pokrov.

Enostavna veganska rižota

Čas priprave: 15 minut

Porcije 2

Hranilne vrednosti na porcijo: 291 kalorij; 20 g maščobe; 35,4 g ogljikovih hidratov; 11,3 g beljakovin; 2,8 g sladkorja

Sestavine

- 1 žlica oljčnega olja
- 2 stroka česna, nasekljana
- 1 bela čebula, drobno sesekljana
- 1 skodelica riža Arborio
- 1 skodelica vode
- 1 skodelica zelenjavne osnove
- 1/2 čajne žličke posušene bazilike
- 1/2 čajne žličke posušenega origana
- Morska sol in mleti črni poper po okusu

- 1 čajna žlička prekajene paprike

1. Pritisnite gumb "Sauté", da predgrejete svoj instant lonec. Segrejte olje in pražite česen in čebulo, da se zmehčata in zadišita ali približno 3 minute.

2. Dodajte preostale sestavine; premešajte, da se dobro poveže.

3. Zavarujte pokrov. Izberite način "Ročno" in kuhajte 5 minut pod visokim pritiskom. Ko je kuhanje končano, uporabite hitro sprostitev; previdno odstranite pokrov.

4. Prelijte v posamezne sklede in postrezite toplo. Uživajte!

Osvežilna fižolova solata

Čas priprave: 35 minut + čas hlajenja

Porcije 4

Hranilne vrednosti na porcijo: 207 kalorij; 5,1 g maščobe; 31,2 g ogljikovih hidratov; 10,6 g beljakovin; 2,3 g sladkorja

Sestavine

- 1 skodelica velikega severnega fižola
- 6 skodelic vode
- 1 olupljena in narezana kumara
- 1 rdeča paprika, brez semen in narezana
- 1 zelena paprika, brez semen in narezana
- 1 čajna žlička mletega ruja
- 3 žlice ekstra deviškega oljčnega olja
- 1 žlica svežega limetinega soka
- 1/4 skodelice svežih listov peteršilja, grobo sesekljanih
- 1/4 čajne žličke sveže mletega črnega popra
- 1/2 čajne žličke kosmičev rdeče paprike

- Sol, po okusu

Navodila

1. V instant lonec postavite fižol in vodo.

2. Zavarujte pokrov. Izberite način "Fižol/čili" in kuhajte 30 minut pod visokim pritiskom. Ko je kuhanje končano, uporabite naravno sproščanje; previdno odstranite pokrov.

3. Pripravljen fižol pustite, da se popolnoma ohladi. Zdaj dodajte preostale sestavine v instant lonec.

4. Premešamo in postrežemo dobro ohlajeno. Uživajte!

Juha iz korenaste zelenjave in rezancev

Čas priprave: 20 minut

Porcije 6

Hranilne vrednosti na porcijo: 194 kalorij; 5,4 g maščobe; 29,9 g ogljikovih hidratov; 8 g beljakovin; 5,1 g sladkorja

Sestavine

- 2 žlici olivnega olja
- 2 šalotki, olupljeni in narezani
- 1 korenček, sesekljan
- 1 pastinak, sesekljan
- 1 repa, sesekljana
- 3 stroki česna, strti
- 1 čajna žlička kumine v prahu
- 1/2 čajne žličke posušenega rožmarina
- 1/2 čajne žličke posušenega timijana
- 6 skodelic zelenjavne osnove, po možnosti domače
- 9 unč veganskih rezancev
- 1 skodelica koruznih zrn

- Sol in sveže mlet črni poper po okusu

1. Pritisnite gumb "Sauté", da segrejete svoj instant lonec. Zdaj segrejemo olje in dušimo šalotko s korenčkom, pastinakom in repo, dokler se ne zmehčajo.

2. Vmešajte česen in kuhajte dodatnih 40 sekund. Dodajte kumino v prahu, rožmarin, timijan, osnovo in rezance.

3. Zdaj pritrdite pokrov in izberite nastavitev »Juha«.

4. Kuhajte 7 minut pri visokem tlaku. Ko je kuhanje končano, uporabite hitro sprostitev; previdno odstranite pokrov.

5. Dodamo koruzna zrna, pokrijemo s pokrovko in kuhamo na preostalem ognju še 5 do 6 minut. Začinite s soljo in poprom. Začimbe prilagodite okusu in postrezite tople. Dober tek!

Kvinojin pilav s kremini gobami

Čas priprave: 15 minut

Porcije 4

Hranilne vrednosti na porcijo: 401 kalorija; 12,1 g maščobe; 60,2 g ogljikovih hidratov; 14,1 g beljakovin; 2,7 g sladkorja

Sestavine

- 2 skodelici suhe kvinoje
- 3 skodelice vode
- 2 žlici olivnega olja
- 1 čebula, sesekljana
- 1 paprika, sesekljana
- 2 stroka česna, sesekljana
- 2 skodelici Cremini gob, narezanih na tanke rezine
- 1/2 čajne žličke morske soli
- 1/3 čajne žličke mletega črnega popra ali več po okusu
- 1 čajna žlička kajenskega popra
- 1/2 čajne žličke posušenega kopra
- 1/4 čajne žličke mletega lovorovega lista

1. Dodajte kvinojo in vodo v svoj instant lonec.

2. Zavarujte pokrov. Izberite način »Ročno« in kuhajte 1 minuto pod visokim pritiskom. Ko je kuhanje končano, uporabite naravno sproščanje; previdno odstranite pokrov.

3. Kvinojo odcedimo in odstavimo.

4. Pritisnite gumb "Sauté", da predgrejete svoj instant lonec. Ko se segreje, segrejte olje. Nato prepražite čebulo, dokler ni mehka in prosojna.

5. Dodajte papriko, česen in gobe ter nadaljujte s praženjem še 1 do 2 minuti ali dokler ne zadišijo. Preostale sestavine vmešajte v Instant Lonec.

6. Dodajte rezervirano kvinojo in premešajte, da se dobro poveže. Postrežemo toplo. Dober tek!

Butternut Squash in ječmenova skleda

Čas priprave: 45 minut

Porcije 4

Hranilne vrednosti na porcijo: 360 kalorij; 6,4 g maščobe; 70 g ogljikovih hidratov; 8,7 g beljakovin; 2,2 g sladkorja

Sestavine

- 2 žlici olivnega olja razdeljeno
- 2 stroka česna, nasekljana
- 1/2 skodelice sesekljane čebulice
- 2 skodelici maslene buče, olupljene in narezane na kocke
- 1/2 čajne žličke kurkume v prahu
- 2 skodelici ječmena, celega
- 4 ½ skodelice vode

- Morska sol in mleti črni poper po okusu

1. Pritisnite gumb "Sauté", da predgrejete svoj instant lonec. Ko je olje vroče, segrejte olje. Sedaj skuhajte česen in mlado čebulo, dokler se ne zmehčata.

2. Dodajte preostale sestavine in premešajte, da se združijo.

3. Zavarujte pokrov. Izberite način "Multgrain" in kuhajte 40 minut pod visokim pritiskom. Ko je kuhanje končano, uporabite naravno sproščanje; previdno odstranite pokrov.

4. Prelijte v posamezne sklede in postrezite toplo.

Barvita zelenjavna in kokosova juha

Čas priprave: 25 minut

Porcije 5

Hranilne vrednosti na porcijo: 176 kalorij; 13,1 g maščobe; 9,3 g ogljikovih hidratov; 7,9 g beljakovin; 3,4 g sladkorja

Sestavine

- 1 žlica oljčnega olja
- 1/2 skodelice bele čebule, sesekljane
- 1 čajna žlička česna, mletega
- 2 korenčka, sesekljana
- 1 pastinak, sesekljan
- 1 zelena, sesekljana
- 1 glava cvetače, narezana na majhne cvetove
- 1 bučka, narezana na kocke
- 5 skodelic zelenjavne juhe
- Morska sol in mleti črni poper po okusu
- 1/2 skodelice kokosove smetane

- 2 žlici svežega cilantra, sesekljanega

1. Pritisnite gumb "Sauté", da predgrejete svoj instant lonec. Zdaj segrejte olje, dokler ne zacvrči.

2. Pražite čebulo in česen, dokler se ne zmehčata. Dodajte korenje, pastinak, zeleno, cvetačo, bučke, osnovo, sol in črni poper ter premešajte, da se združi.

3. Zavarujte pokrov. Izberite način "Juha" in kuhajte 20 minut pod visokim pritiskom. Ko je kuhanje končano, uporabite hitro sprostitev; previdno odstranite pokrov.

4. Dodajte kokosovo smetano in zaprite pokrov; pustite stati, dokler se ne segreje. Nalijte v jušne sklede in postrezite okrašeno s svežim cilantrom. Dober tek!

Brokoli in korenje z arašidovo omako

Čas priprave: 10 minut

Porcije 4

Hranilne vrednosti na porcijo: 90 kalorij; 4,3 g maščobe; 9,3 g ogljikovih hidratov; 5,2 g beljakovin; 4,3 g sladkorja

Sestavine

- 1 ¼ skodelice vode
- 1 funt cvetov brokolija
- 1 korenček, narezan na kocke
- 1/2 čajne žličke morske soli
- 1/2 čajne žličke kajenskega popra
- 1/4 čajne žličke mletega belega popra
- Za omako:
- 4 žlice svilnatega arašidovega masla
- 3 žlice vode
- 1 žlica šampanjskega kisa
- 1 žlica makovih semen

1. Dodajte 1 ¼ skodelice vode na dno vašega instant lonca. Brokoli in korenje razporedite v košarico za kuhanje na pari in ju prenesite v Instant lonec.

2. Zaprite pokrov, izberite način »Ročno« in kuhajte 3 minute pri visokem tlaku. Ko je kuhanje končano, uporabite hitro sprostitev; previdno odstranite pokrov.

3. Zelenjavo začinite s soljo, kajenskim poprom in mletim belim poprom.

4. Medtem v posodi za mešanje temeljito zmešajte arašidovo maslo, vodo, kis in mak.

5. Zraven postrezite dušen brokoli in korenje z arašidovo omako. Dober apetit!

Okusen staromoden čili

Čas priprave: 15 minut

Porcije 6

Hranilne vrednosti na porcijo: 204 kalorije; 6,5 g maščobe; 27,9 g ogljikovih hidratov; 10,4 g beljakovin; 6,9 g sladkorja

Sestavine

- 2 žlici olivnega olja
- 1 rdeča čebula, sesekljana
- 3 stroki česna, mleti ali stisnjeni
- 1 rdeča paprika, narezana na kocke
- 1 zelena paprika, narezana na kocke
- 1 mleta rdeča čili paprika
- Morska sol in mleti črni poper po okusu
- 1 čajna žlička kajenskega popra
- 1/2 čajne žličke mlete kumine
- 2 skodelici zelenjavne osnove
- 2 zrela paradižnika, sesekljana
- 2 (15-unčne pločevinke fižola, odcejene in oprane
- 1 pest svežih listov cilantra, sesekljanih

- 1/2 skodelice tortiljinega čipsa

1. Pritisnite gumb "Sauté", da predgrejete svoj instant lonec. Zdaj segrejte olje, dokler ne zacvrči.

2. Čebulo prepražimo na mehko in prosojno. Dodajte česen, papriko, sol in poper; nadaljujte s praženjem, dokler niso mehki.

3. Sedaj vmešajte kajenski poper, kumino, osnovo, paradižnik in fižol.

4. Zavarujte pokrov. Izberite način "Ročno" in kuhajte 10 minut pod visokim pritiskom. Ko je kuhanje končano, uporabite hitro sprostitev; previdno odstranite pokrov.

5. Čili razdelite med šest servirnih skled; vrh s svežim cilantrom in tortiljinimi čipsi. Uživajte!

Tradicionalni ruski boršč

Čas priprave: 15 minut

Porcije 4

Hranilne vrednosti na porcijo: 183 kalorij; 7,3 g maščobe; 22,5 g ogljikovih hidratov; 8,4 g beljakovin; 7,7 g sladkorja

Sestavine

- 1 ½ žlice oljčnega olja
- 1/2 skodelice čebule, sesekljane
- 2 stroka česna, stisnjena
- Košer sol in mleti črni poper po okusu
- 1/2 funta krompirja, olupljenega in narezanega na kocke
- 2 korenčka, sesekljana
- 1/2 funta pese, olupljene in grobo narezane
- 2 žlici rdečega vinskega kisa
- 1 paradižnik, sesekljan
- 4 skodelice zelenjavne juhe
- 1/2 čajne žličke kuminih semen
- 1/4 skodelice svežega kopra, grobo sesekljanega

Navodila

1. Pritisnite gumb "Sauté", da predgrejete svoj instant lonec. Segrejte olje in pražite čebulo in česen, da se zmehčata in zadišita.

2. Dodajte preostale sestavine, razen svežega kopra.

3. Zavarujte pokrov. Izberite način "Ročno" in kuhajte 10 minut pod visokim pritiskom. Ko je kuhanje končano, uporabite naravno sproščanje; previdno odstranite pokrov.

4. Juho postrežemo s sesekljanim svežim koprom. Uživajte!

Zimsko karijevo zelje

Čas priprave: 20 minut

Porcije 4

Hranilne vrednosti na porcijo: 223 kalorij; 8,2 g maščobe; 33,8 g ogljikovih hidratov; 7,6 g beljakovin; 15,1 g sladkorja

Sestavine

- 2 žlici olivnega olja
- 1 srednje velik por, sesekljan
- 2 stroka česna, strta
- 1 ½ funta belega zelja, narezanega
- 1 skodelica zelenjavne juhe
- 1 skodelica paradižnikov, pasiranih
- 1 pastinak, sesekljan
- 2 korenčka, sesekljana
- 2 stebli zelene, sesekljani
- 1 repa, sesekljana
- 1/2 žlice svežega limetinega soka
- 1 čajna žlička posušene bazilike
- 1/2 čajne žličke posušenega kopra
- 1 čajna žlička mletega koriandra
- 1 čajna žlička mlete kurkume
- 1 lovorjev list
- Košer sol in mleti črni poper po okusu

- 1 (14 unč lahko kokosovo mleko

1. Pritisnite gumb "Sauté", da predgrejete svoj instant lonec. Zdaj segrejte olje in kuhajte por in česen, da se zmehčata in zadišita.

2. Po tem dodajte preostale sestavine; premešajte, da se dobro poveže.

3. Zavarujte pokrov. Izberite način "Ročno" in kuhajte 12 minut pod visokim pritiskom. Ko je kuhanje končano, uporabite naravno sproščanje; previdno odstranite pokrov.

4. Nalijte v jušne sklede in takoj postrezite.

Najlažji humus vseh časov

Čas priprave: 35 minut

Porcije 8

Hranilne vrednosti na porcijo: 186 kalorij; 7,7 g maščobe; 22,8 g ogljikovih hidratov; 7,6 g beljakovin; 4 g sladkorja

Sestavine

- 10 skodelic vode
- 3/4 funta posušene čičerike, namočene
- 2 žlici tahinija
- 1/2 limone, iztisnjenega soka
- 1 čajna žlička granuliranega česna
- Sol in črni poper, po okusu
- 1/3 čajne žličke mlete kumine
- 1/2 čajne žličke kajenskega popra
- 1/2 čajne žličke posušene bazilike

- 3 žlice oljčnega olja

1. V instant lonec dodajte vodo in čičeriko. Zavarujte pokrov.

2. Izberite način »Manual« in kuhajte 25 minut pod visokim pritiskom. Ko je kuhanje končano, uporabite naravno sproščanje; previdno odstranite pokrov.

3. Zdaj odcedite čičeriko in prihranite tekočino. Čičeriko prestavimo v kuhinjski robot. Dodajte tahini, limonin sok in začimbe.

4. Pasirajte, dokler ni kremasto; postopoma prilivajte prihranjeno tekočino in olivno olje, dokler zmes ni gladka in enotna. Postrezite z nekaj brizgami kajenskega popra. Dober tek!

Stročji fižol z gobami Shiitake

Čas priprave: 25 minut

Porcije 4

Hranilne vrednosti na porcijo: 119 kalorij; 7,6 g maščobe; 12,6 g ogljikovih hidratov; 2,6 g beljakovin; 2,6 g sladkorja

Sestavine

- 2 skodelici vode

- 6 posušenih gob šitake

- 2 žlici sezamovega olja

- 2 stroka česna, nasekljana

- 1/2 skodelice sesekljane čebulice

- 1 ½ funta stročjega fižola, svežega ali zamrznjenega (in odmrznjenega

- 1/4 čajne žličke mletega črnega popra

- 1/2 čajne žličke rdeče paprike, zdrobljene

- 1 lovorjev list

- Morska sol, po okusu

1. Pritisnite gumb "Duši" in vodo na hitro zavrite; odstranite z ognja; dodajte posušene gobe šitake.

2. Pustite gobe stati 15 minut, da se rehidrirajo. Nato gobe narežemo na rezine; rezervirajte gobovo zalogo.

3. Instant lonec obrišite s kuhinjsko krpo. Pritisnite gumb "Sauté", da predgrejete svoj instant lonec. Ko se sezamovo olje segreje, segrejte.

4. Nato prepražimo česen in česen, da postanejo mehki in dišeči. Dodajte stročji fižol, črni poper, rdečo papriko, lovorjev list, sol, prihranjene gobe in juho; premešajte, da se dobro poveže.

5. Zavarujte pokrov. Izberite način "Ročno" in kuhajte 4 minute pod visokim pritiskom. Ko je kuhanje končano, uporabite hitro sprostitev; previdno odstranite pokrov. Postrežemo toplo.

Curry iz leče Chipotle

Čas priprave:: 20 minut

Obroki: 3

Sestavine:

- 1 skodelica rjave leče; splaknemo in poberemo
- 1/2 srednje čebule; sesekljan.
- 1/2 srednje zelene paprike; sesekljan.
- 1/2 žličke repično olje
- 1 chipotle v adobo omaki; posejano in sesekljano.
- 1/4 skodelice posušenih paradižnikov; sesekljan.
- 1/2 žličke mleta kumina
- 1 strok česna; sesekljan.
- 1½ žlice čili v prahu
- 1 pločevinka (1/4 oz. na kocke narezanega paradižnika
- 2 skodelici zelenjavne juhe
- sol; okusiti

navodila:

1. Dodajte olje s čebulo in papriko v instant lonec in izberite *Dušenje*, da kuhate 2 minuti

2. Vmešajte česen in čili v prahu; nato pražimo 1 minuto.

3. Dodajte vse preostale sestavine in zaprite pokrov

4. Kuhajte na funkciji *Ročno* 12 minut na visokem tlaku.

5. Ko zapiska; izvajajte naravno sproščanje 10 minut; nato izpustite preostalo paro s Quick release,

6. Okrasite s sesekljanim cilantrom in naribanim sirom Cheddar, postrezite.

Chorizo Pinto fižol

Čas priprave:: 52 minut

Obroki: 3

Sestavine:

- 1 skodelica suhega pinto fižola
- 1/2 žličke olje za kuhanje
- 2 oz. suho (špansko chorizo
- 1/2 rumene čebule
- 1½ stroka česna
- 1 lovorjev list
- 1/2 žličke sveže mlet poper
- 1½ skodelice piščančje juhe
- 7½ oz. lahko na kocke narezan paradižnik

1. V instant lonec dodajte olje, chorizo, česen in čebulo. *Dušite* 5 minut.

2. Vmešamo fižol, poper in lovorov list. Kuhajte 1 minuto, nato dodajte juho

3. Pokrijte in pritrdite pokrov. Ročaj za sprostitev tlaka obrnite v položaj za tesnjenje.

4. Kuhajte na *Ročni* funkciji z visokim pritiskom 35 minut

5. Ko zapiska; naredite naravno sproščanje 20 minut.

6. Vmešajte na kocke narezan paradižnik in kuhajte 7 minut na *Dušenju*. Postrezite vroče s kuhanim belim rižem ali tortiljinim čipsom.

Kari iz belega fižola

- Čas priprave:: 35 minut
- Obroki: 6

Sestavine:

- 1 lb belega fižola; namočeno in oprano
- 1/2 žličke rdeča paprika
- 1/2 žličke mleta kurkuma
- 1 - 2 žlički. sol
- 1 lovorjev list
- 6 skodelic nesoljene zelenjavne juhe
- 1 žlica čebula v prahu
- 2 žlički česen v prahu

navodila:

1. Dodajte vse sestavine v instant lonec
2. Pokrijte in pritrdite pokrov. Ročaj za sprostitev tlaka obrnite v položaj za tesnjenje.
3. Kuhajte s funkcijo *Fižol/Čili* na privzetih nastavitvah.
4. Ko zapiska; naredite Natural release 20 minut, premešajte in vroče postrezite s kuhanim belim rižem

Piščanec in rjavi riž

Čas priprave: 43 minut

Obroki: 6

Sestavine:

- 2 lb piščančje stegno; brez kosti, brez kože
- 2 skodelici rjavega riža; surov
- 1 srednja čebula
- 3 stroki česna
- 2 skodelici mladega korenja
- 2 skodelici gob cremini
- 1 žlica olivno olje
- 2¼ skodelice piščančje juhe
- 1/8 žličke sol
- 1/8 žličke mleti črni poper
- 10 oz. juha; piščančja krema, konzervirana, kondenzirana
- 2 žlici. Worcestershire omaka
- 1 žlica svež timijan

navodila:

1. V instant lonec dodajte olje, česen, zelenjavo in čebulo. *Dušite* 2 minuti

2. V kuhalnik dodajte vse preostale sestavine. Na vrh položite kose piščanca.

3. Pokrijte in pritrdite pokrov. Ročaj za sprostitev tlaka obrnite v položaj za tesnjenje.

4. Kuhajte na *Ročni* funkciji z visokim pritiskom 31 minut

5. Ko zapiska; naredite naravno sproščanje 7 minut

6. Odstranite piščanca in narežite njegovo meso. Meso dodajte nazaj k rižu, premešajte in postrezite toplo.

Zelenjavni riž

Čas priprave:: 27 minut

Obroki: 3

Sestavine:

- 1 skodelica basmati riža; splaknjen
- 3 žlice. olivno olje
- 1/2 velike čebule; drobno narezana
- 1/2 skodelice zelene paprike; sesekljan.
- 1/2 skodelice korenja; sesekljan.
- 1/2 skodelice zelene čebule; sesekljan.
- 1 velik strok česna; drobno narezana
- 1/2 skodelice zamrznjenega vrtnega graha
- 3/4 skodelice zelenjavne osnove
- sol; okusiti
- Črni poper; okusiti

1. Dodajte olje in vso zelenjavo v instant lonec in *pražite* 7 minut

2. Vmešajte vse preostale sestavine razen masla.

3. Pokrijte in pritrdite pokrov. Ročaj za sprostitev tlaka obrnite v položaj za tesnjenje.

4. Kuhajte na *Ročni* funkciji z visokim pritiskom 5 minut

5. Ko zapiska; naredite Natural release 7 minut, premešajte in postrezite toplo.

Kari iz fižola Mung

Čas priprave:: 35 minut

Obroki: 4

Sestavine:

- 1/2 skodelice surovega mungo fižola
- 1/2 skodelice sesekljane čebule
- 1½ žlice olje za kuhanje
- 1 lovorjev list
- 1 skodelica zelenjavne juhe
- 1/4 žličke kurkuma
- 1/2 žličke koriandra v prahu
- 1 čajna žlička čili v prahu
- 1/2 žličke nariban česen
- 1/4 žlice nariban ingver
- 3/4 skodelice vode
- 1 skodelica narezane mlade špinače
- sol; okusiti

navodila:

1. V instant lonec dodajte olje in čebulo. *Dušite* 5 minut
2. Zmešajte ingver, česnovo pasto in lovorjev list. Kuhajte 1 minuto, nato dodajte vse začimbe
3. V lonec dodajte fižol mung, juho in vodo.

4. Pokrijte in pritrdite pokrov. Ročaj za sprostitev tlaka obrnite v položaj za tesnjenje.

5. Kuhajte na *Ročni* funkciji z visokim pritiskom 15 minut

6. Ko zapiska; naredite naravno sproščanje 20 minut

7. Vmešajte špinačo in kuhajte 3 minute na *Dušenju*. Postrezite vroče s kuhanim belim rižem,

Mehiški riž

Čas priprave:: 21 minut

Obroki: 3

Sestavine:

- 1 skodelica dolgozrnatega belega riža
- 1 žlica avokadovo olje
- 1/4 skodelice čebule; sesekljan.
- 2 stroka česna; drobno sesekljan.
- 1/2 žličke sol
- 2 žlici. zdrobljen paradižnik
- 2 žlici. cilantro; sesekljan.
- 2 žlici. posušeni paradižniki
- 2 skodelici piščančje juhe
- 1/4 žličke kumina
- 1/4 žličke česen v prahu
- 1/4 žličke dimljena paprika

1. V instant lonec dodajte olje, čebulo in česen. *Dušite* 3 minute.

2. Primešamo riž in dobro premešamo s čebulo.

3. V kuhalnik dodajte vse preostale sestavine.

4. Pokrijte in pritrdite pokrov. Ročaj za sprostitev tlaka obrnite v položaj za tesnjenje

5. Kuhajte na *Ročni* funkciji z visokim pritiskom 8 minut.

6. Ko zapiska; naredite Natural release, premešajte in postrezite toplo.

Grah in koruzni riž

Čas priprave:: 13 minut

Obroki: 3

Sestavine:

- 1/2 skodelice zamrznjenega vrtnega graha
- 1 skodelica basmati riža; splaknjen
- 1½ žlice olivno olje
- 1/2 velike čebule; drobno narezana
- sol; okusiti
- 1½ žlice sesekljana stebla cilantra
- 1 velik strok česna; drobno narezana
- 1/2 žličke kurkuma v prahu
- 1/2 skodelice zamrznjenih zrn sladke koruze
- 3/4 skodelice piščančje juhe
- 1 žlica masla

1. Dodajte olje in čebulo v instant lonec in *pražite* 5 minut

2. Vmešajte vse preostale sestavine razen masla

3. Pokrijte in pritrdite pokrov. Ročaj za sprostitev tlaka obrnite v položaj za tesnjenje.

4. Kuhajte na *Ročni* funkciji z visokim pritiskom 3 minute

5. Ko zapiska; naredite naravno sproščanje 7 minut.

6. Vmešajte maslo in pustite, da se stopi v riž, Postrezite toplo.

Rižota iz leče

Čas priprave:: 30 minut

Obroki: 2

Sestavine:

- 1/2 skodelice suhe leče; namočeno čez noč
- 1 strok česna; rahlo pretlačeno
- 2 skodelici zelenjavne osnove
- 1/2 žličke olivno olje
- 1/2 srednje čebule; sesekljan.
- 1/2 stebla zelene; sesekljan.
- 1 vejica peteršilja; sesekljan.
- 1/2 skodelice Arborio (kratkozrnat italijanski riž

navodila:

1. Dodajte olje in čebulo v instant lonec in *pražite* 5 minut.
2. Dodajte vse preostale sestavine v Instant Pot.
3. Pokrijte in pritrdite pokrov. Ročaj za sprostitev tlaka obrnite v položaj za tesnjenje
4. Kuhajte na *Ročni* funkciji z visokim pritiskom 15 minut
5. Ko zapiska; naredite Natural release 20 minut, premešajte in vroče postrezite s kuhanim belim rižem

Cilantro riž

Čas priprave:: 21 minut

Obroki: 6

Sestavine:

- 1⅓ skodelice belega riža
- 1/2 žličke maslo
- 1/2 rumene čebule; narezan na kocke
- 1 strok česna; mleto
- 2 skodelici vode
- 1/2 žličke piščančja juha
- 1/2 skodelice graha
- 1/2 žličke kumina
- 2 oz. lahko zeleni čili
- 1/4 šopka cilantra; sesekljan.
- 3/4 žličke svež limetin sok
- sol; okusiti

navodila:

1. Dodajte olje, čebulo in česen v instant lonec in *pražite* 4 minute.

2. V kuhalnik dodajte vse preostale sestavine

3. Pokrijte in pritrdite pokrov. Ročaj za sprostitev tlaka obrnite v položaj za tesnjenje

4. Kuhajte na *Ročni* funkciji z visokim pritiskom 7 minut.

5. Ko zapiska; naredite Natural sprostitev in odprite pokrov takojšnjega lonca. Okrasite s svežim cilantrom in postrezite.

Mandljeva rižota

Čas priprave:: 15 minut

Obroki: 3

Sestavine:

- 1/2 skodelice Arborio (kratkozrnat italijanski riž
- 2 skodelici vanilijevega mandljevega mleka
- 2 žlici. agavin sirup
- 1 čajna žlička izvleček vanilije
- 1/4 skodelice praženih mandljevih listčev

navodila:

1. Dodajte vse sestavine v instant lonec.
2. Pokrijte in pritrdite pokrov. Ročaj za sprostitev tlaka obrnite v položaj za tesnjenje
3. Kuhajte na *Ročni* funkciji z visokim pritiskom 5 minut
4. Ko zapiska; naredite Natural release 20 minut, okrasite z mandljevimi lističi in postrezite.

Burrito iz črnega fižola

Čas priprave:: 22 minut

Obroki: 4

Sestavine:

- 1/2 žličke olivno olje
- 1/2 majhne čebule; narezan na kocke
- 1/2 pločevinke črnega fižola; splaknjen
- 1/2 skodelice dolgozrnatega belega riža; nekuhano
- 1/2 skodelice salse
- 1 skodelica piščančje juhe
- 1/2 stroka česna; mleto
- 1/2 žličke čili v prahu
- 1/4 žličke Košer sol
- 3/4 lb brez kosti; piščančja stegna brez kože, narezana na 1-palčne kose
- 2 žlici. sesekljan cilantro
- 2 žlici. Cheddar sir

1. Dodajte olje s čebulo in česnom v Instant Lonec in izberite *Dušenje*, da kuhate 2 minuti.

2. Dodajte vse preostale sestavine in zaprite pokrov.

3. Kuhajte na funkciji *Ročno* 10 minut na visokem tlaku

4. Ko zapiska; naredite naravno sproščanje 10 minut; nato izpustite preostalo paro s Quick release

5. Okrasite s sesekljanim cilantrom in naribanim čedarjem. Postrezite.

Curry iz rdečega fižola

Čas priprave:: 34 minut

Obroki: 4

Sestavine:

- 1/2 skodelice surovega rdečega fižola
- 1½ žlice olje za kuhanje
- 1/2 skodelice sesekljane čebule
- 1 lovorjev list
- 1/2 žličke nariban česen
- 1/4 žlice nariban ingver
- 3/4 skodelice vode
- 1 skodelica sveže paradižnikove mezge
- 1/2 zelenega čilija; drobno sesekljan.
- 1/4 žličke kurkuma
- 1/2 žličke koriandra v prahu
- 1 čajna žlička čili v prahu
- 1 skodelica narezane mlade špinače
- sol; okusiti
- 1/2 skodelice svežega cilantra

1. V instant lonec dodajte olje in čebulo. *Dušite* 5 minut

2. Zmešajte ingver, česnovo pasto, zeleni čili in lovorjev list. Kuhajte 1 minuto, nato dodajte vse začimbe

3. V lonec dodamo rdeči fižol, paradižnikovo mezgo in vodo.

4. Pokrijte in pritrdite pokrov. Ročaj za sprostitev tlaka obrnite v položaj za tesnjenje.

5. Kuhajte na *Ročni* funkciji z visokim pritiskom 15 minut

6. Ko zapiska; naredite naravno sproščanje 20 minut

7. Vmešajte špinačo in kuhajte 3 minute na *Dušenju*. Postrezite vroče s kuhanim belim rižem

Riž iz čičerike

Čas priprave:: 48 minut

Obroki: 8

Sestavine:

- 4½ skodelice rjavega riža; splaknemo in odcedimo
- 1/2 skodelice čičerike; namočeno
- 8 trakov slanine; sesekljan.
- 4 žlice. olje za kuhanje
- 2 čebuli; mleto
- 6 skodelic zelenjavne juhe
- 1/2 skodelice sesekljanega cilantra

navodila:

1. V instant lonec dodajte olje in čebulo. *Dušite* 3 minute
2. Vmešamo slanino. Pražimo 5 minut
3. V kuhalnik dodajte vse preostale sestavine.
4. Pokrijte in pritrdite pokrov. Ročaj za sprostitev tlaka obrnite v položaj za tesnjenje.
5. Kuhajte na *Ročni* funkciji z visokim pritiskom 30 minut
6. Ko zapiska; naredite a Natural release in odprite pokrov takojšnjega lonca. Premešamo in še toplo postrežemo.

Rižota s koromačem

Čas priprave:: 29 minut

Obroki: 3

Sestavine:

- 1/4 srednjega koromača; narezan na kocke
- 1/2 srednje rjave čebule; drobno narezana
- 1 žlica olivno olje
- 1/4 šopka špargljev; narezan na kocke
- 1/4 žličke sol
- 1 strok česna; sesekljan.
- 1 skodelica rižote Arborio
- 1 skodelica zelenjavne osnove
- 1 skodelica piščančje juhe
- 1 žlica maslo
- 3 žlice. belo vino
- Lupina 1/4 limone
- 1/4 skodelice naribanega parmezana

1. V instant lonec dodajte olje, čebulo, koromač in šparglje ter *pražite* 4 minute.

2. V kuhalnik dodajte vse preostale sestavine (razen sira).

3. Pokrijte in pritrdite pokrov. Ročaj za sprostitev tlaka obrnite v položaj za tesnjenje

4. Kuhajte na *Ročni* funkciji z visokim pritiskom 10 minut.

5. Ko zapiska; naredite Natural sprostitev in odprite pokrov takojšnjega lonca. Vmešajte sir in postrezite.

Omaka iz črnega fižola

Čas priprave:: 35 minut

Obroki: 6

Sestavine:

- 1 lb črnega fižola; sortirano in oprano
- 1/2 žličke rdeča paprika
- 1/2 žličke mleta kurkuma
- 6 skodelic nesoljene zelenjavne juhe
- 1 žlica čebula v prahu
- 2 žlički česen v prahu
- 1 čajna žlička sol
- 1 lovorjev list

navodila:

1. Dodajte vse sestavine v instant lonec.
2. Pokrijte in pritrdite pokrov. Ročaj za sprostitev tlaka obrnite v položaj za tesnjenje
3. Kuhajte na funkciji *Fižol/čili* na privzetih nastavitvah.
4. Ko zapiska; naredite Natural release 20 minut, premešajte in vroče postrezite s kuhanim belim rižem

Rižota z gobami

Čas priprave:: 30 minut

Obroki: 2

Sestavine:

- 1/2 skodelice gob cremini; narezana
- 1/2 skodelice Arborio (kratkozrnat italijanski riž
- 1/2 žličke olivno olje
- 1/2 srednje čebule; sesekljan.
- 1 strok česna; rahlo pretlačeno
- 2 skodelici zelenjavne osnove
- 1/2 stebla zelene; sesekljan.
- 1 vejica peteršilja; sesekljan.

navodila:

1. Dodajte olje in čebulo v instant lonec in *pražite* 5 minut
2. Dodajte vse preostale sestavine v instant lonec.
3. Pokrijte in pritrdite pokrov. Ročaj za sprostitev tlaka obrnite v položaj za tesnjenje
4. Kuhajte na *Ročni* funkciji z visokim pritiskom 15 minut
5. Ko zapiska; naredite Natural release 20 minut, premešajte in vroče postrezite s kuhanim belim rižem.

Leča Špinačna enolončnica

Čas priprave:: 34 minut

Obroki: 4

Sestavine:

- 1 skodelica narezane mlade špinače
- 1/2 skodelice surove leče
- 1½ žlice olje za kuhanje
- 1/2 skodelice sesekljane čebule
- 1 lovorjev list
- 1/2 žličke nariban česen
- 1/4 žlice nariban ingver
- 3/4 skodelice vode
- 1 skodelica sveže paradižnikove mezge
- 1/2 zelenega čilija; drobno sesekljan.
- 1/4 žličke kurkuma
- 1/2 žličke koriandra v prahu
- 1 čajna žlička čili v prahu
- sol; okusiti
- 1/2 skodelice svežega cilantra

navodila:

1. V instant lonec dodajte olje in čebulo. *Dušite* 5 minut.
2. Zmešajte ingver, česnovo pasto in lovorjev list. Kuhajte 1 minuto, nato dodajte vse začimbe
3. V lonec dodamo lečo, paradižnikovo mezgo in vodo
4. Pokrijte in pritrdite pokrov. Ročaj za sprostitev tlaka obrnite v položaj za tesnjenje.
5. Kuhajte na *Ročni* funkciji z visokim pritiskom 15 minut.
6. Ko zapiska; naredite naravno sproščanje 20 minut
7. Vmešajte špinačo in kuhajte 3 minute na *Dušenju*. Postrezite vroče s kuhanim belim rižem

Čorizo rdeči fižol

Čas priprave:: 52 minut

Obroki: 3

Sestavine:

- 1 skodelica rdečega fižola; namočeno in oprano
- Sveže mlet poper
- 1/2 žličke olje za kuhanje
- 2 oz. suho (špansko chorizo
- 1/2 rumene čebule
- 1½ stroka česna
- 1 lovorjev list
- 1½ skodelice piščančje juhe z zmanjšano vsebnostjo natrija
- 7½ oz. lahko na kocke narezan paradižnik

navodila:

1. V instant lonec dodajte olje, chorizo, česen in čebulo. *Dušite* 5 minut.

2. Vmešamo fižol, poper in lovorov list. Kuhajte 1 minuto; nato prilij juho

3. Pokrijte in pritrdite pokrov. Ročaj za sprostitev tlaka obrnite v položaj za tesnjenje.

4. Kuhajte na *Ročni* funkciji z visokim pritiskom 35 minut

5. Ko zapiska; naredite naravno sproščanje 20 minut.

6. Vmešajte na kocke narezan paradižnik in kuhajte 7 minut na *Dušenju*. Postrezite vroče s kuhanim belim rižem ali tortiljinim čipsom.

Kokosova rižota

Čas priprave:: 15 minut

Obroki: 3

Sestavine:

- 1/2 skodelice Arborio (kratkozrnat italijanski riž
- 2 skodelici kokosovega mleka
- 2 žlici. kokosov sladkor
- 1/4 skodelice praženih kokosovih kosmičev
- 1 čajna žlička izvleček vanilije

navodila:

1. Dodajte vse sestavine v instant lonec. Pokrijte in pritrdite pokrov. Ročaj za sprostitev tlaka obrnite v položaj za tesnjenje.

2. Kuhajte na *Ročni* funkciji z visokim pritiskom 5 minut

3. Ko zapiska; naredite Natural release 20 minut, okrasite s kokosovimi kosmiči in postrezite.

Krompirjev riž

Čas priprave:: 15 minut

Obroki: 3

Sestavine:

- 3 srednje veliki krompirji; narezan na kocke
- 1 skodelica basmati riža; splaknjen
- 1½ žlice olivno olje
- 1/2 velike čebule; drobno narezana
- 1½ žlice sesekljana stebla cilantra
- 1 velik strok česna; drobno narezana
- 1/2 žličke kurkuma v prahu
- 1 skodelica piščančje juhe
- 1 čajna žlička maslo
- sol; okusiti

1. Dodajte olje in vso zelenjavo v instant lonec in *pražite* 5 minut.

2. Vmešajte vse preostale sestavine razen masla.

3. Pokrijte in pritrdite pokrov. Ročaj za sprostitev tlaka obrnite v položaj za tesnjenje.

4. Kuhajte na *Ročni* funkciji z visokim pritiskom 5 minut.

5. Ko zapiska; naredite naravno sproščanje 7 minut

6. Vmešajte maslo in pustite, da se stopi v riž, Postrezite toplo.

Fižolov gorčični curry

Porcija: 4

Čas priprave: 10 minut

Čas kuhanja: 14 minut

Sestavine

- ½ skodelice kečapa
- ½ žlice oljčnega olja
- 2 žlici melase
- 2 žlički gorčice v prahu
- ¼ čajne žličke mletega črnega popra
- 1 ½ rezine slanine, sesekljane
- ½ srednje sesekljane čebule
- ½ majhne zelene paprike, sesekljane
- 1 ½ pločevinke mornarskega fižola, oprane in odcejene
- 1 čajna žlička jabolčnega kisa
- 2 žlici sesekljanega cilantra (okras

1. V Instant loncu izberite funkcijo »Dušenje« in dodajte olje s čebulo, slanino in papriko. Kuhajte 6 minut.
2. Dodajte vse preostale sestavine in zaprite pokrov.
3. Na funkciji "Ročno" kuhajte 8 minut pri visokem tlaku.
4. Po zvočnem signalu izvedite Natural sprostitev za 10 minut, nato izpustite preostalo paro s Quick sprostitvijo.
5. Na vrhu okrasite s sesekljanim cilantrom.
6. Postrezite.

Hranilne vrednosti na obrok:

Kalorije: 373

Ogljikovi hidrati: 64,5 g

Beljakovine: 21,2g

Maščoba: 4,7g

Sladkor: 16,1g

Natrij: 507 mg

Kari iz belega fižola

Porcija: 4

Čas priprave: 5 minut

Čas kuhanja: 30 minut

Sestavine

- 1 lb belega fižola, namočenega in opranega
- ½ čajne žličke rdeče paprike
- ½ čajne žličke mlete kurkume
- 1 žlica čebule v prahu
- 2 žlički česna v prahu
- 1-2 žlički soli
- 1 lovorjev list
- 6 skodelic nesoljene zelenjavne juhe
- Kuhan beli riž za serviranje

Navodila

1. V Instant Lonec dodajte vse navedene sestavine razen belega riža.
2. Pokrijte in pritrdite pokrov. Ročaj za sprostitev tlaka obrnite v položaj za tesnjenje.
3. Kuhajte s funkcijo »Fižol/čili« na privzetih nastavitvah.
4. Po pisku naredite naravno sproščanje za 20 minut.
5. Premešamo in vroče postrežemo s kuhanim belim rižem.

Hranilne vrednosti na obrok:

Kalorije: 286

Ogljikovi hidrati: 54,1 g

Beljakovine: 19,1g

Maščoba: 1,2g

Sladkor: 5,2 g
Natrij: 612 mg

Grah in koruzni riž

Porcija: 3

Čas priprave: 5 minut

Čas kuhanja: 8 minut

Sestavine

- 1 skodelica basmati riža, opranega
- 1 ½ žlice oljčnega olja
- ½ velike čebule, narezane na majhne kocke
- Sol, po okusu
- 1 ½ žlice sesekljanih stebel cilantra
- 1 velik strok česna, na drobno narezan
- ½ čajne žličke kurkume v prahu
- ½ skodelice zamrznjenih zrn sladke koruze
- ½ skodelice zamrznjenega vrtnega graha
- ¾ skodelice piščančje juhe
- 1 žlica masla

Navodila

1. Dodajte olje in čebulo v instant lonec in "pražite" 5 minut.
2. Vmešajte vse preostale sestavine razen masla.
3. Pokrijte in pritrdite pokrov. Ročaj za sprostitev tlaka obrnite v položaj za tesnjenje.

4. Kuhajte na funkciji "Ročno" z visokim pritiskom 3 minute.

5. Po pisku izvedite naravno sproščanje za 7 minut.

6. Vmešajte maslo in pustite, da se stopi v riž.

7. Postrežemo toplo.

Hranilne vrednosti na obrok:

Kalorije: 356

Ogljikovi hidrati: 61,3 g

Beljakovine: 7,1g

Maščobe: 9,2g

Sladkor: 3,6 g

Natrij: 363 mg

Paella s kozicami in rižem

Porcija: 8

Čas priprave: 10 minut

Čas kuhanja: 10 minut

Sestavine

- 32 oz. zamrznjene divje ulovljene kozice
- 16 oz. jasminov riž
- 4 oz. maslo
- 4 oz. sesekljan svež peteršilj
- 2 žlički morske soli
- ½ čajne žličke črnega popra
- 2 ščepca zdrobljene rdeče paprike
- 2 srednji limoni, iztisnjen sok
- 2 ščepca žafrana
- 24 oz. piščančja juha
- 8 strokov česna, mletega

Navodila

1. Dodajte vse sestavine v Instant Lonec.
2. Na vrh položimo kozico.
3. Pokrijte in pritrdite pokrov. Ročaj za sprostitev tlaka obrnite v položaj za tesnjenje.
4. Kuhajte na funkciji "Ročno" pri visokem pritisku 10 minut.

5. Po pisku izvedite naravno sproščanje za 7 minut.

6. Po potrebi odstranite lupine kozic in nato dodajte kozico nazaj k rižu.

7. Premešamo in še toplo postrežemo.

Hranilne vrednosti na obrok:

Kalorije: 437

Ogljikovi hidrati: 49,1 g

Beljakovine: 30,6g

Maščoba: 13,7g

Sladkor: 0,8g

Natrij: 1086 mg

Črni fižol s Chorizom

Porcija: 3

Čas priprave: 5 minut

Čas kuhanja: 47 minut

Sestavine

- ½ žlice jedilnega olja
- 2 oz. suho (špansko chorizo
- ½ rumene čebule
- 1 ½ stroka česna
- 1 skodelica črnega fižola, namočenega in opranega
- 1 lovorjev list
- ½ čajne žličke mlete paprike
- 1 ½ skodelice piščančje juhe z zmanjšano vsebnostjo natrija
- 1 skodelica (7,1 oz. paradižnika, narezanega na kocke
- Za serviranje kuhan beli riž ali tortilja čips

Navodila

1. V instant lonec dodajte olje, chorizo, česen in čebulo. "Pušite" 5 minut.

2. Vmešamo fižol, poper in lovorov list. Kuhajte 1 minuto, nato dodajte piščančjo juho.

3. Pokrijte in pritrdite pokrov. Ročaj za sprostitev tlaka obrnite v položaj za tesnjenje.

4. Kuhajte na funkciji "Ročno" pri visokem pritisku 35 minut.

5. Po pisku izvedite naravno sproščanje 15-20 minut.

6. Vmešajte na kocke narezan paradižnik in kuhajte 7 minut na nastavitvi "Dušenje".

7. Postrezite vroče s kuhanim belim rižem ali tortiljinim čipsom.

Hranilne vrednosti na obrok:

Kalorije: 324

Ogljikovi hidrati: 48,8 g

Beljakovine: 21,3g

Maščoba: 5,6g

Sladkor: 5,3 g

Natrij: 647 mg

Rjavi piščančji riž

Porcija: 6

Čas priprave: 10 minut

Čas kuhanja: 33 minut

Sestavine

- 1 srednja čebula
- 3 stroki česna
- 2 skodelici mladega korenja
- 2 skodelici gob cremini
- 2 skodelici surovega rjavega riža
- 1 žlica oljčnega olja
- 2 ¼ skodelice piščančje juhe
- 2 lbs. piščančje stegno, brez kosti, kože
- ⅛ čajne žličke soli
- ⅛ čajne žličke mletega črnega popra
- 10 oz. juha, piščančja smetana, konzervirana, kondenzirana
- 2 žlici Worcestershire omake
- 1 žlica svežega timijana

Navodila

1. Dodajte olje, česen, zelenjavo in čebulo v instant lonec. "Pušite" 2 minuti.

2. V kuhalnik dodamo vse preostale sestavine. Na vrh položite kose piščanca.

3. Pokrijte in pritrdite pokrov. Ročaj za sprostitev tlaka obrnite v položaj za tesnjenje.

4. Kuhajte na funkciji "Ročno" z visokim pritiskom 31 minut.

5. Po pisku izvedite naravno sproščanje za 7 minut.

6. Odstranite piščanca in narežite njegovo meso. Dodajte meso nazaj k rižu.

7. Premešamo in še toplo postrežemo.

Hranilne vrednosti na obrok:

Kalorije: 606

Ogljikovi hidrati: 58,8 g

Beljakovine: 52,4g

Maščoba: 16,6g

Sladkor: 4,7 g

Natrij: 897 mg

Rižota z gobami

Postrežba: 2

Čas priprave: 10 minut

Čas kuhanja: 20 minut

Sestavine

- ½ skodelice gob cremini, narezanih
- ½ žlice oljčnega olja
- ½ srednje sesekljane čebule
- ½ stebla zelene, sesekljane
- 1 vejica peteršilja, sesekljana
- ½ skodelice Arborio (kratkozrnat italijanski riž
- 1 strok česna, rahlo pretlačen
- 2 skodelici zelenjavne osnove

Navodila

1. Dodajte olje in čebulo v instant lonec in "pražite" 5 minut.
2. Dodajte vse preostale sestavine v instant lonec.
3. Pokrijte in pritrdite pokrov. Ročaj za sprostitev tlaka obrnite v položaj za tesnjenje.
4. Kuhajte na funkciji "Ročno" pri visokem pritisku 15 minut.
5. Po pisku naredite naravno sproščanje za 20 minut.
6. Premešamo in postrežemo vroče.

Hranilne vrednosti na obrok:

Kalorije: 226

Ogljikovi hidrati: 42,7 g

Beljakovine: 4,4g

Maščoba: 3,9g

Sladkor: 2,3 g

Natrij: 59 mg

Riž na mehiški način

Porcija: 3

Čas priprave: 10 minut

Čas kuhanja: 11 minut

Sestavine

- 1 žlica avokadovega olja
- ¼ skodelice sesekljane čebule
- 2 stroka česna, drobno sesekljana
- 1 skodelica dolgozrnatega belega riža
- ½ čajne žličke soli
- 2 žlici zdrobljenega paradižnika
- 2 skodelici piščančje juhe
- ¼ čajne žličke kumine
- ¼ čajne žličke česna v prahu
- ¼ čajne žličke dimljene paprike
- 2 žlici sesekljanega cilantra
- 2 žlici posušenih paradižnikov

Navodila

1. Dodajte olje, čebulo in česen v instant lonec. "Pušite" 3 minute.
2. Primešamo riž in dobro premešamo s čebulo.
3. V kuhalnik dodamo vse preostale sestavine.

4. Pokrijte in pritrdite pokrov. Ročaj za sprostitev tlaka obrnite v položaj za tesnjenje.

5. Kuhajte na funkciji "Ročno" z visokim pritiskom 8 minut.

6. Po pisku izvedite naravno sprostitev.

7. Premešamo in še toplo postrežemo.

Hranilne vrednosti na obrok:

Kalorije: 252

Ogljikovi hidrati: 53,1 g

Beljakovine: 5,6g

Maščoba: 1,5g

Sladkor: 1,9 g

Natrij: 922 mg

Goveji riž

Porcija: 3

Čas priprave: 5 minut

Čas kuhanja: 16 minut

Sestavine

- ½ žlice oljčnega olja
- ½ lb puste mlete govedine
- ½ skodelice narezane rdeče čebule
- ½ čajne žličke čilija v prahu
- ¼ čajne žličke mlete kumine
- ¼ čajne žličke soli
- ½ skodelice dolgozrnatega belega riža, dobro opranega in odcejenega
- 1 skodelica vode
- 1 skodelica krhke salse
- 1 skodelica črnega fižola, opranega in odcejenega
- ½ skodelice kuhanih koruznih zrn
- 1 žlica sesekljanega svežega cilantra za okras (neobvezno

Navodila

1. Dodajte olje in čebulo v instant lonec. "Pušite" 3 minute.

2. Vmešajte govedino, kumino, sol in čili v prahu. Pražimo 5 minut.

3. V kuhalnik dodamo vse preostale sestavine.

4. Pokrijte in pritrdite pokrov. Ročaj za sprostitev tlaka obrnite v položaj za tesnjenje.

5. Kuhajte na funkciji "Ročno" z visokim pritiskom 8 minut.

6. Po pisku naredite Natural sprostitev in odstranite pokrov.

7. Premešamo in še toplo postrežemo.

Hranilne vrednosti na obrok:

Kalorije: 378

Ogljikovi hidrati: 43,5 g

Beljakovine: 31,6g

Maščobe: 8,8g

Sladkor: 5g

Natrij: 868 mg

Cvetačna rižota

Porcija: 8

Čas priprave: 10 minut

Čas kuhanja: 33 minut

Sestavine

- 2 manjši glavici cvetače, narezani na kocke
- 6 žlic oljčnega olja, razdeljeno
- Sol in sveže mlet črni poper po okusu
- 1 skodelica sveže naribanega parmezana, razdeljena
- 2 žlici olivnega olja
- 2 veliki čebuli, narezani na kocke
- 4 stroki česna, sesekljani
- 2 skodelici bisernega ječmena
- 6 skodelic zelenjavne ali piščančje juhe
- 4 vejice timijana
- 2 žlici masla
- 4 žlice sesekljanega svežega peteršilja za okras (neobvezno

Navodila

1. Dodajte olje, česen in čebulo v instant lonec. "Pušite" 3 minute.
2. Vmešajte koščke cvetače in "pražite" 5 minut.

3. V kuhalnik dodamo vse preostale sestavine, razen sira in masla.

4. Pokrijte in pritrdite pokrov. Ročaj za sprostitev tlaka obrnite v položaj za tesnjenje.

5. Kuhajte na funkciji "Ročno" pri visokem pritisku 25 minut.

6. Po pisku naredite Natural sprostitev in odstranite pokrov.

7. Primešamo maslo in sir.

8. Postrežemo toplo.

Hranilne vrednosti na obrok:

Kalorije: 372

Ogljikovi hidrati: 48,2 g

Beljakovine: 8,4g

Maščoba: 18,8g

Sladkor: 1g

Natrij: 69 mg

Zelenjavni in koruzni riž

Porcija: 3

Čas priprave: 5 minut

Čas kuhanja: 12 minut

Sestavine

- 1 skodelica basmati riža, opranega
- 1 ½ žlice oljčnega olja
- ½ velike čebule, narezane na majhne kocke
- Sol, po okusu
- 1 ½ žlice sesekljanih stebel cilantra
- 1 velik strok česna, na drobno narezan
- ½ zvrhane žličke kurkume v prahu
- ½ skodelice zamrznjenih zrn sladke koruze
- ½ skodelice narezanega korenja
- ¼ skodelice zelene čebule, sesekljane
- ¼ skodelice paprike, sesekljane
- ½ skodelice zamrznjenega vrtnega graha
- 1 skodelica piščančje juhe
- Za konec kanček masla

Navodila

1. Dodajte olje in vso zelenjavo v instant lonec in "dušite" 5 minut.
2. Vmešajte vse preostale sestavine razen masla.

207

3. Pokrijte in pritrdite pokrov. Ročaj za sprostitev tlaka obrnite v položaj za tesnjenje.

4. Kuhajte na funkciji "Ročno" z visokim pritiskom 7 minut.

5. Po pisku izvedite naravno sproščanje za 7 minut.

6. Vmešajte maslo in pustite, da se stopi v riž.

7. Postrežemo toplo.

Hranilne vrednosti na obrok:

Kalorije: 423

Ogljikovi hidrati: 66g

Beljakovine: 7,8g

Maščoba: 14,9g

Sladkor: 5,9 g

Natrij: 298 mg

Rumeni krompirjev riž

Porcija: 3

Čas priprave: 5 minut

Čas kuhanja: 12 minut

Sestavine

- 1 skodelica basmati riža, opranega
- 1 ½ žlice oljčnega olja
- ½ velike čebule, narezane na majhne kocke
- Sol, po okusu
- 3 srednje veliki krompirji, narezani na kocke
- 1 ½ žlice sesekljanih stebel cilantra
- 1 velik strok česna, na drobno narezan
- ½ čajne žličke kurkume v prahu
- 1 skodelica piščančje juhe
- 1 čajna žlička masla

Navodila

1. Dodajte olje in vso zelenjavo v instant lonec in "dušite" 5 minut.
2. Vmešajte vse preostale sestavine razen masla.
3. Pokrijte in pritrdite pokrov. Ročaj za sprostitev tlaka obrnite v položaj za tesnjenje.
4. Kuhajte na funkciji "Ročno" z visokim pritiskom 7 minut.

5. Po pisku izvedite naravno sproščanje za 7 minut.

6. Vmešajte maslo in pustite, da se stopi v riž.

7. Postrežemo toplo.

Hranilne vrednosti na obrok:

Kalorije: 466

Ogljikovi hidrati: 86,1 g

Beljakovine: 9g

Maščobe: 9,2g

Sladkor: 3,9 g

Natrij: 339 mg

Kari iz fižola Mung

Porcija: 4

Čas priprave: 10 minut

Čas kuhanja: 25 minut

Sestavine

- ½ skodelice surovega mungo fižola
- 1 ½ žlice jedilnega olja
- ½ skodelice sesekljane čebule
- 1 lovorjev list
- ½ žlice naribanega česna
- ¼ žlice naribanega ingverja
- ¾ skodelice vode
- 1 skodelica zelenjavne juhe
- ¼ čajne žličke kurkume
- ½ čajne žličke koriandra v prahu
- 1 čajna žlička čilija v prahu
- 1 skodelica narezane mlade špinače
- Sol, po okusu
- Kuhan beli riž za serviranje

Navodila

1. Dodajte olje in čebulo v instant lonec. "Pušite" 5 minut.
2. Vmešajte ingver, česnovo pasto in lovorjev list. Kuhajte 1 minuto, nato dodajte vse začimbe.

3. V lonec dodajte fižol mung, juho in vodo.

4. Pokrijte in pritrdite pokrov. Ročaj za sprostitev tlaka obrnite v položaj za tesnjenje.

5. Kuhajte na funkciji "Ročno" pri visokem pritisku 15 minut.

6. Po pisku naredite naravno sproščanje za 20 minut.

7. Vmešajte špinačo in kuhajte 3 minute na nastavitvi "Dušenje".

8. Postrezite vroče s kuhanim belim rižem.

Hranilne vrednosti na obrok:

Kalorije: 158

Ogljikovi hidrati: 19,2 g

Beljakovine: 8g

Maščoba: 5,9 g

Sladkor: 2,6g

Natrij: 248 mg

Takosi s čičeriko

Porcija: 6

Čas priprave: 10 minut

Čas kuhanja: 31 minut

Sestavine

- ½ skodelice surove čičerike
- 1 ½ žlice jedilnega olja
- ½ skodelice sesekljane čebule
- ½ žlice naribanega česna
- ¼ žlice naribanega ingverja
- ¾ skodelice vode
- ½ skodelice sveže paradižnikove mezge
- ½ zelenega čilija, drobno sesekljanega
- ¼ čajne žličke kurkume
- ½ čajne žličke koriandra v prahu
- 1 čajna žlička čilija v prahu
- ½ korenčka, naribanega
- ½ skodelice zelene paprike, narezane na rezine
- Sol, po okusu
- 1 žlica svežega cilantra za okras (neobvezno
- 6 tortilj

Navodila

1. Dodajte olje in čebulo v instant lonec. "Pušite" 5 minut.
2. Vmešajte ingver, česnovo pasto in zeleni čili. Kuhajte 1 minuto, nato dodajte vse začimbe.
3. V lonec dodamo čičeriko, paradižnikovo mezgo in vodo.
4. Pokrijte in pritrdite pokrov. Ročaj za sprostitev tlaka obrnite v položaj za tesnjenje.
5. Kuhajte na funkciji "Ročno" pri visokem pritisku 15 minut.
6. Po pisku naredite naravno sproščanje za 20 minut.
7. Primešamo naribano korenje in papriko. Kuhajte 10 minut na nastavitvi "Dušenje".
8. Tortilje napolnimo s pripravljenim nadevom in postrežemo.

Hranilne vrednosti na obrok:

Kalorije: 165

Ogljikovi hidrati: 25,7 g

Beljakovine: 5,3g

Maščobe: 5,3g

Sladkor: 4,3 g

Natrij: 58 mg

Enolončnica s tremi fižoli

Porcija: 3

Čas priprave: 10 minut

Čas kuhanja: 20 minut

Sestavine

- ½ žlice oljčnega olja
- ½ srednje bele čebule, narezane na kocke
- ½ srednje velikega korenčka, narezanega na majhne kocke
- ½ palčke zelene, narezane na kocke
- 3 stroki česna, drobno narezani
- 1 lovorjev list
- ½ čajne žličke paprike v prahu
- ¾ čajne žličke kumine v prahu
- ¼ čajne žličke soli
- ⅛ čajne žličke cimeta v prahu
- ⅛ čajne žličke čilija v prahu ali kajenskega popra
- ¼ skodelice črnega fižola, namočenega in opranega
- ¼ skodelice rdečega fižola, namočenega in opranega
- ¼ skodelice belega fižola, namočenega in opranega
- ¼ skodelice narezanih paradižnikov v pločevinkah
- 2 žlici limoninega soka
- 2 skodelici zelenjavne osnove

1. Dodajte olje, čebulo, zeleno in česen v instant lonec in "pražite" 5 minut.

2. V kuhalnik dodamo vse preostale sestavine.

3. Pokrijte in pritrdite pokrov. Ročaj za sprostitev tlaka obrnite v položaj za tesnjenje.

4. Kuhajte na funkciji "Ročno" pri visokem pritisku 15 minut.

5. Po pisku naredite Natural sprostitev in odstranite pokrov.

6. Premešamo in postrežemo.

Hranilne vrednosti na obrok:

Kalorije: 213

Ogljikovi hidrati: 35,6 g

Beljakovine: 12g

Maščoba: 3,3g

Sladkor: 3,6 g

Natrij: 251 mg

Enolončnica iz koruzne leče

Porcija: 3

Čas priprave: 10 minut

Čas kuhanja: 20 minut

Sestavine

- ½ srednje sesekljane čebule
- ½ žlice oljčnega olja
- 1 srednje velik korenček, narezan
- 3 ½ skodelice vode
- ⅓ skodelice posušene leče
- 1 srednji paradižnik
- ½ skodelice sveže ali zamrznjene koruze
- 1 žlica tamari ali sojine omake
- ½ skodelice kuhanega rjavega riža
- Sol in poper po okusu

Navodila

1. Dodajte olje, čebulo in korenje v instant lonec in "pražite" 5 minut.
2. V kuhalnik dodamo vodo, lečo, paradižnik in koruzo.
3. Pokrijte in pritrdite pokrov. Ročaj za sprostitev tlaka obrnite v položaj za tesnjenje.
4. Kuhajte na funkciji "Ročno" pri visokem pritisku 15 minut.

5. Po pisku naredite Natural sprostitev in odstranite pokrov.

6. Primešamo kuhan riž, tamari omako, sol in poper.

7. Postrežemo toplo.

Hranilne vrednosti na obrok:

Kalorije: 239

Ogljikovi hidrati: 47,4 g

Beljakovine: 10,1g

Maščoba: 1,5g

Sladkor: 4,2 g

Natrij: 367 mg

CPSIA information can be obtained
at www.ICGtesting.com
Printed in the USA
LVHW080546280223
740519LV00015B/176